超声诊断从入门到精通系列

张建兴　陈　铃　总主编

妇科超声入门

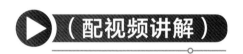（配视频讲解）

梁伟翔　陈　敏　主编

化学工业出版社

·北京·

图书在版编目（CIP）数据

妇科超声入门 / 梁伟翔，陈敏主编. -- 北京 ：化学工业出版社，2024. 9. --（超声诊断从入门到精通系列 / 张建兴，陈铃总主编）. -- ISBN 978-7-122-45964-0

Ⅰ. R711.04

中国国家版本馆CIP数据核字第20248M7K02号

责任编辑：赵玉欣　王新辉　　　　　装帧设计：关　飞
责任校对：宋　夏

出版发行：化学工业出版社
　　　　　（北京市东城区青年湖南街13号　邮政编码100011）
印　　装：中煤（北京）印务有限公司
710mm×1000mm　1/16　印张12½　字数258千字
2024年10月北京第1版第1次印刷

购书咨询：010-64518888　　　　售后服务：010-64518899
网　　址：http://www.cip.com.cn
凡购买本书，如有缺损质量问题，本社销售中心负责调换。

定　　价：69.80元　　　　　　　　版权所有　违者必究

本册编写人员名单

主　编　梁伟翔　陈　敏

编　者（按姓氏笔画排序）

冯梓燕　刘　韬　严宝妹　李若兰　杨鹏凤

邹慧敏　沈鸿源　宋思仪　张舒悦　陈　敏

陈　霞　周琼娟　胡玉娟　首佳丽　洪晓芳

龚亚飞　梁伟翔　蒲清丽　廖剑艺　黎月薇

插图绘制：亓毛毛

丛书序

超声医学作为现代医学的璀璨明珠，已发展成为一门临床不可或缺的诊疗技术。它以其无创、无痛、实时动态的特点，深受患者与医生的青睐。同时，超声医学的精准诊断能力，更是为临床医生提供了有力的支持，帮助他们在疾病的早期发现、早期诊断、病情评估以及治疗方案制订等方面取得了显著进步。

随着超声技术的不断发展与创新，其在临床中的应用范围也日益广泛。从最初的腹部脏器检查，到如今的乳腺、甲状腺、卵巢、心脏等多个系统的病变管理，超声医学正逐渐渗透到医学的各个领域。各种基于超声病变规范管理的指南也应运而生，如乳腺病变管理的 ACR BI-RADS 分类、甲状腺病变管理的 C-TIRADS / ACR TI-RADS 分类、卵巢肿瘤的 ACR O-RADS 分类、肝肿瘤的 ACR LI-RADS 分类等。这些指南不仅为医生们提供了病变管理的科学依据，更成了病变管理的重要工具，推动着超声医学在临床实践中的广泛应用。同时，也有利于初学医生对病灶特征的掌握、降低学习难度。

然而，超声医学博大精深，对于初学者来说，这无疑是一座高山。"超声诊断从入门到精通系列"的编写，汇聚了来自临床一线专家们的智慧与经验。他们深知初学者在超声医学领域的困惑与挑战，因此，旨在通过本丛书，为初学者打开超声医学的大门，引导他们逐步掌握超声扫查的基本技巧与要领。

从本丛书中，读者可以学习到超声解剖的基础知识，了解超声扫查的基础知识和技能。同时，通过丰富的病例分析，读者将能够深入了解各种病变的超声表现及其规范管理，从而在实际操作中更加得心应手。

本丛书以简洁明了的语言、实用有效的案例以及生动形象的手绘示意图，帮助读者迅速掌握超声医学的精髓。无论是对于刚刚踏入超声医学领域的初学者，还是对于希望进一步提升自己技能的临床医生，本丛书都将是一套不可或缺的参考书。

最后，我要衷心感谢所有为本丛书付出辛勤努力的专家们。他们的无私奉献与智慧结晶，将为超声医学领域的发展注入新的活力。让我们携手共进，在超声医学的道路上不断探索、前行！

丛书主编

前言

妇科超声检查已成为妇科临床科室的"眼"。目前,妇科超声检查已经普及到了县、乡、镇等基层医院。为了帮助妇科超声初学者快速掌握正确、规范的妇科超声检查操作方法,熟悉妇科疾病的超声诊断要点和鉴别诊断,从而打下扎实的超声科工作基础,我们组织编写了这本实用、易学、规范的小工具书。

本书编者来自广州医科大学附属第三医院,其产科为国家临床重点专科,笔者结合专科特色和多年工作经验,将全书分为妇科超声检查基础、子宫超声检查、卵巢及输卵管超声检查、病例分析与诊断报告书写等几个部分,详细全面讲解了与妇科疾病相关的超声检查内容,包括扫查基本手法、扫查要点、典型超声图像、临床思维以及鉴别诊断等。读者可通过本书学习掌握超声检查的正确扫查方法及对正常超声图像和异常图像的识别,尤其适合初学妇科超声者作为入门参考书使用。为了更好地体现教学效果,本书还录制了相关电子影像资料,配有字幕和同步讲解,生动形象地展示规范化妇科超声检查的要点和思路。

虽然本书的编者均是从事超声工作多年且在相关领域有丰富经验的专家,但由于编写时间有限且超声医学发展日新月异,书中难免有不足之处,敬请读者批评指正。

广州医科大学附属第三医院

梁伟翔

目录

第1部分
妇科超声检查基础 / 001

第2部分
子宫超声检查 / 027

第3部分
卵巢及输卵管超声检查 / 123

第4部分
病例分析与诊断报告书写 / 167

第5部分
示范性操作视频+规范化扫查及诊断讲课视频 / 182

参考文献 / 183

第1部分
妇科超声检查基础

妇科超声是针对女性内生殖器官的检查，因内生殖器官受女性性激素及生理周期等多重因素影响，且病种丰富，所需临床思维广泛，成为超声初学者的难点之一。

1.1 女性内生殖器官解剖概要

女性内生殖器官位于真骨盆内，包括阴道、子宫、输卵管及卵巢，输卵管与卵巢并称为附件（图1-1-1）。

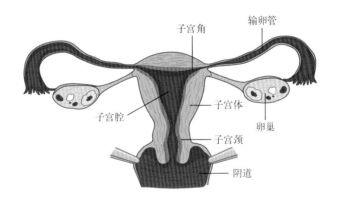

图1-1-1 正常子宫及附件示意图

1.1.1 女性内生殖器官

1.1.1.1 阴道

阴道位于骨盆下部中央，为一上宽下窄、前后略扁的肌性管道，与膀胱、尿道和直肠相邻，上端包绕子宫颈阴道部，下端开口于阴道前庭后部。阴道上端（即阴道穹隆）环绕于子宫颈阴道部，按其位置可分为前、后、左、右四个部分，其中阴道后穹隆位置最深，盆腔最低点的直肠子宫陷凹紧邻于其上方，故临床常选择该位置做穿刺、引流或作为手术入路。

1.1.1.2 子宫

（1）位置　子宫位于骨盆中央，其前方与膀胱相邻，后方与直肠相邻，下端为阴道包绕，两端有输卵管及卵巢结构。当膀胱无充盈时，子宫呈轻度前屈前倾位。部分患者由于生理性原因（如先天性子宫周围韧带松弛）或病理性原因（如剖宫产术后所导致的盆腔粘连），子宫位置可表现为后屈后倾位或水平位。

（2）形态　子宫呈倒置梨形，可分为子宫体与子宫颈两部分，子宫体较宽，位于子宫上部，顶部称为子宫底，宫底两侧称为子宫角。子宫颈较窄，呈圆柱形，位于子宫下部。子宫体与子宫颈的比例因年龄以及卵巢功能而异，青春期前为1:2，生育期妇女为2:1，绝经后为1:1。子宫腔呈倒置三角形，子宫腔上端两侧连通输卵管，下端接子宫颈管。子宫颈内腔呈梭形，称为子宫颈管，上端称为子宫颈内口，下端称为子宫颈外口，通向阴道。子宫体与子宫颈之间最狭窄的部位称子宫峡部。

（3）组织结构　子宫体与子宫颈的组织结构不同。

① 子宫体：从外至内由三层组织组成，即子宫浆膜层、子宫肌层和子宫内膜层。

a. 子宫浆膜层：子宫浆膜层为覆盖于子宫底及子宫前后面的脏腹膜。在子宫前方，近子宫峡部处的腹膜向前反折覆盖膀胱，形成膀胱子宫陷凹；在子宫后方，腹膜向后反折向直肠，形成直肠子宫陷凹［也称为道格拉斯（Douglas）腔］，为盆腔最低点。

b. 子宫肌层：较厚，由大量平滑肌组织和少量弹力纤维组成。

c. 子宫内膜层：子宫内膜位于宫腔内，形态与宫腔一致，呈倒置三角形。从青春期开始，受卵巢激素影响，子宫内膜表面2/3发生周期性的变化，称为功能层。紧邻子宫肌层的1/3内膜不发生周期性变化，称为基底层。

② 子宫颈：主要由结缔组织构成，含少量的平滑肌组织，子宫颈管内黏膜层也受卵巢激素影响而发生生理性周期变化。

1.1.1.3 输卵管

输卵管为一对弯曲而细长的肌性管道，内侧端与双侧子宫角相连接，外侧端游离，开口于腹腔，与卵巢相邻。输卵管从解剖上可分为间质部、峡部、壶腹部及伞部四个部分，其中间质部管腔最为狭窄。

1.1.1.4 卵巢

卵巢外观呈扁圆形，是产生与排出卵子、分泌类固醇激素（甾体激素）的性器官。其位于子宫两旁，外侧以骨盆漏斗韧带（卵巢悬韧带）连接于骨盆壁，内侧以卵巢固有韧带与子宫相连。卵巢的大小、形态与年龄有关，青春期前卵巢表面光滑，青春期开始排卵后，卵巢表面逐渐凹凸不平，绝经期后卵巢逐渐变小变硬。

卵巢表面由生发上皮覆盖。卵巢实质分为皮质和髓质：皮质在外层，其中有各级发育卵泡及致密结缔组织；髓质在卵巢的中心，内无卵泡，含有疏松结缔组织及丰富的血管、神经、淋巴管及平滑肌纤维等。

1.1.2 女性内生殖器官的血管

（1）动脉　女性内生殖器官的血液供应主要来自子宫动脉、卵巢动脉、阴道动脉及阴部内动脉等。

① 子宫动脉。为髂内动脉前干的分支，沿盆腔侧壁下行，经阔韧带基底部、宫旁组织，距子宫颈内口水平约 2cm 处横跨输尿管达子宫侧缘，此后分为上、下两支：上支较粗、沿子宫肌壁上行称子宫体支，至子宫角处又分为子宫底支、卵巢支及输卵管支；下支较细，分布于宫颈及阴道上部称子宫颈 - 阴道支。

子宫动脉子宫体支进入肌层后第一级分支为弓状动脉，走行于子宫肌层外 1/3 处，环绕子宫分布，从弓状动脉发出第二级分支朝向子宫腔呈放射状垂直分布称为放射状动脉，放射状动脉进入子宫内膜，在内膜区分出基底动脉以及螺旋动脉，分别供应内膜基底层以及内膜功能层。

② 卵巢动脉。起自腹主动脉，在腹膜后下行至骨盆缘处，跨过输尿管与髂总动脉下段，沿骨盆漏斗韧带向内横行进入卵巢。卵巢动脉在输卵管系膜内分支供应输卵管，其末梢在子宫角附近与子宫动脉上行的卵巢支相吻合。

③ 阴道动脉。阴道上段由子宫动脉子宫颈 - 阴道支供血，阴道中段由阴道动脉供血，阴道下段主要由阴部内动脉和痔中动脉供血。阴道动脉为髂内动脉前干的分支，分布于阴道中下段前后壁、膀胱顶及膀胱颈。

（2）静脉　盆腔静脉均与同名动脉伴行，但在数量上较动脉多，并在相应器官及其周围形成静脉丛且互相吻合，故盆腔静脉感染易于蔓延。

女性内生殖器官血管解剖示意图见图 1-1-2。

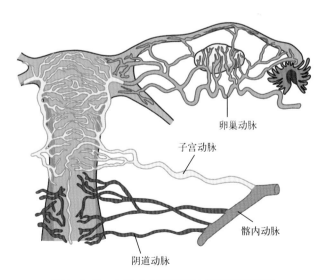

图1-1-2　女性内生殖器官血管解剖示意图

1.2 妇科超声检查基本要求

1.2.1 妇科超声检查人员资质及要求

① 独立进行妇科超声检查人员必须取得执业医师资格。

② 检查前需核对患者信息，询问其临床病史，根据患者个人情况及病史（如有无性生活史，是否为产褥期，是否有直肠病变、痔疮出血及直肠狭窄等），明确检查方式以及检查重点。

1.2.2 仪器设备

妇科超声检查所需超声仪器设备应配备凸阵探头及腔内（经阴道超声及经直肠超声）探头，根据检查需求选择合适的超声探头。

1.2.3 质量控制

应建立妇科超声检查质量控制制度，建立图像质量控制和随访追踪制度，质量控制标准应与中国医师协会超声医师分会指南标准保持一致。

1.2.4 安全性

目前没有证据表明盆腔超声检查对女性生殖系统、早孕胚胎有不良影响。对于孕早期女性要避免不必要的超声检查，非必要不使用多普勒超声，在获得足够诊断信息的前提下遵循"最小剂量"原则，尽可能将检查时间控制在 5 ～ 10min。

注意探头消毒及手消毒，经腔内超声检查时，需使用一次性探头保护套，防止交叉感染。受检查者需使用一次性垫巾置于臀部下方。

1.2.5 保护隐私

尊重患者隐私，不和无关人员讨论患者病情，检查空间相对隐蔽，检查室应安静、整洁、安全，并配有检查窗帘或屏风。男性医师检查女性患者时，须有一位女性医务工作者在旁，避免发生医疗纠纷。

1.3 妇科超声检查适应证

妇科超声检查包括但不局限于以下适应证：

① 下腹部疼痛；

② 可疑先天性生殖道畸形；

③ 了解宫内节育器情况（位置、型号等）；

④ 盆腔占位性病变诊断；

⑤ 内分泌异常，包括月经周期异常、不规则阴道出血及多囊卵巢综合征等；

⑥ 原发或继发性不孕症的盆腔检查及排卵监测；

⑦ 正常早孕及异常早期妊娠的诊断及鉴别诊断；

⑧ 评估术前、术后盆腔结构；

⑨ 术后、分娩后或流产后阴道出血、盆腔疼痛及感染等；

⑩ 恶性肿瘤高风险人群定期检查。

1.4　妇科超声检查申请单

患者一般信息（如姓名、性别、年龄、门诊号/住院号）、症状、病史、妇科检查阳性体征、实验室检查（如确认妊娠或异位妊娠患者需注明患者末次月经时间、HCG指标等）、相关影像学检查等需书写于申请单中，以供超声检查医生参考，更有针对性地进行超声检查。

清楚书写申请检查部位、明确检查目的及要求。无性生活患者需注明并在超声检查单上勾选正确的检查方式（经腹壁、经直肠或经会阴超声检查）。

1.5　妇科超声检查途径

妇科超声检查途径包括经腹壁超声检查、经腔内超声检查（包括经阴道超声检查、经直肠超声检查）以及经会阴超声检查。

1.5.1　经腹壁超声检查

经腹壁扫查探头穿透力强，扫查范围广，但对盆腔内较小病灶分辨力较差，检查结果易受被检查者腹壁脂肪、肠道气体、子宫位置等条件的影响。经腹壁扫查除受检者腹部有未愈合伤口而不宜进行经腹扫查外，无其他禁忌证。

（1）患者准备　受检者需适度充盈膀胱，以子宫矢状切面为标准，充盈膀胱将周围肠管推开，以能清晰显示包括子宫底在内的子宫长轴完整轮廓为适度。对于不能憋尿又不能行经腔内超声检查的患者，可在常规消毒下插导尿管，注入生理盐水500mL左右后进行检查。

（2）体位　取仰卧位（图1-5-1）。

（3）探头选择　首选凸阵探头，探头频率为3.5～5.0MHz，其次是线阵探头。

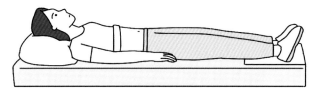

图1-5-1 经腹壁超声检查体位示意图

1.5.2　经阴道超声检查

经阴道超声扫查是重要的妇科超声检查途径，探头与盆腔器官接近，图像分辨力高，可获得更丰富、更准确的诊断信息。对有性生活史的女性建议常规采用此方法（图1-5-2）。

（1）患者准备　检查前需排空膀胱，有阴道出血者需以碘伏抹洗后进行。

（2）体位　一般取膀胱截石位。

（3）探头选择　首选经腔内探头，探头频率为 5.0 ～ 7.5MHz。

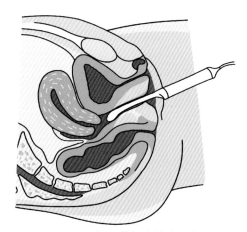

图1-5-2 经阴道超声检查示意图

1.5.3　经直肠超声检查

经直肠超声扫查主要用于无性生活史、老年性阴道萎缩、阴道畸形或经腹壁扫查图像模糊但又不适宜经阴道超声扫查的患者。

（1）患者准备　检查前需排空膀胱及直肠。

（2）体位　取膀胱截石位，也可采用左侧卧位。

（3）探头选择　与经阴道超声检查相同，探头频率为 5.0 ～ 7.5MHz。

1.5.4　经会阴超声检查

经会阴超声检查主要适用于幼女、老年女性盆腔脏器脱垂、盆底超声检查等。

妇科超声入门（配视频讲解）

（1）患者准备　检查前需排空膀胱。

（2）体位　取膀胱截石位。

（3）探头选择　可选用腔内探头、凸阵探头或高频线阵探头。

1.6　妇科超声扫查方法

1.6.1　经腹壁超声扫查

于受检者下腹部皮肤表面涂抹适量耦合剂，探头置于下腹部表面进行扫查，先在盆腔中部采用纵切面（矢状面）扫查，以子宫矢状面为中心，探头稍向两侧偏转，完整显示子宫肌层、浆膜层、子宫内膜及子宫颈。随后探头逆时针转动90°改为横切面扫查，从上向下或从下向上滑行扫查，观察子宫横切面图像、双侧附件及盆腔内结构（图1-6-1）。

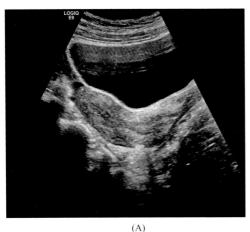
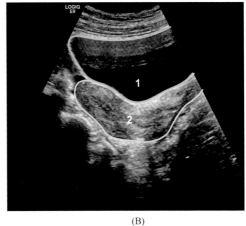

(A)　　　　　　　　　　　　(B)

图1-6-1　经腹壁子宫矢状面二维超声

1—膀胱；2—子宫

1.6.2　经阴道超声扫查

使用腔内探头进行经阴道扫查前，需使用一次性保护套隔离探头，检查时需在隔离套及探头之间涂抹足量无菌耦合剂，避免气体全反射现象干扰图像质量。注意检查手法轻柔，将腔内探头轻缓插入阴道内，观察会阴、阴道情况，如阴道通畅性评估。

1.6.2.1　子宫扫查

（1）二维超声扫查　纵切面扫查时，声束方向与人体正中矢状面平行，显示宫颈管至宫腔线的子宫矢状切面，后探头向左右两侧轻轻摆动，完整显示子宫腔至子宫浆膜层的矢状面超声图像。逆时针旋转探头90°做横切面扫查，声束方向与人体冠状面平行，清晰显示双侧子宫角，需探头上下摆动进行扇形扫查，追寻双侧子宫角内膜线至变薄消失，全面观察子宫前后壁肌层横切面超声图像。如在同一切面两侧子宫角无法同时显示时，可通过适当调整探头位置分别显示两侧子宫角。注意观察子宫周围或直肠子宫陷凹内有无积液或异常病灶（图1-6-2、图1-6-3）。

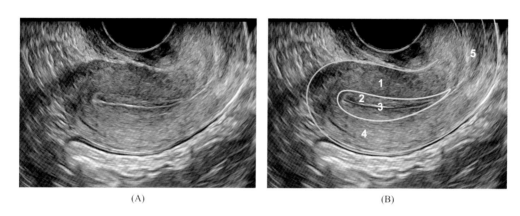

(A)   (B)

图1-6-2　经阴道子宫矢状面二维超声

1—子宫前壁；2—子宫内膜；3—宫腔线；4—子宫后壁；5—子宫颈

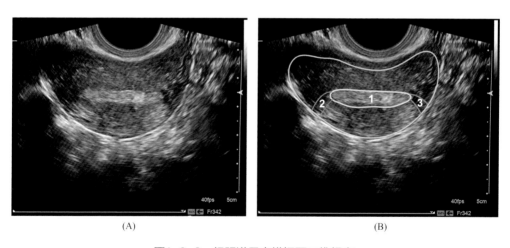

(A)   (B)

图1-6-3　经阴道子宫横切面二维超声

1—子宫内膜；2—右侧宫角；3—左侧宫角

（2）彩超扫查　使用彩色多普勒血流成像（color Doppler flow imaging，CDFI）技术观察子宫肌层、内膜层以及子宫颈的血供情况（图1-6-4、图1-6-5）。

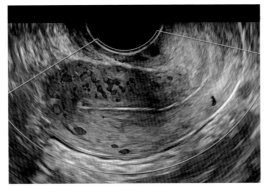 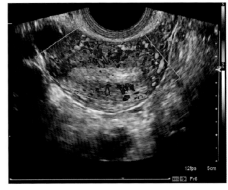

图1-6-4　经阴道子宫矢状面彩色多普勒超声　图1-6-5　经阴道子宫横切面彩色多普勒超声

1.6.2.2　卵巢扫查

（1）二维超声扫查　卵巢常位于子宫体两侧外上方，与双侧髂血管相邻。根据卵巢解剖位置可使用两种方式寻找卵巢：探头横切面扫查，清晰显示双侧子宫角后将探头进行左右扇形扫查，于双侧子宫角区旁寻找卵巢实质，或根据双侧髂血管走行寻找卵巢的位置。显示双侧卵巢最大纵切面及横切面，同时对卵巢实质行扇形扫查，完整显示卵巢实质及卵泡超声图像（图1-6-6）。

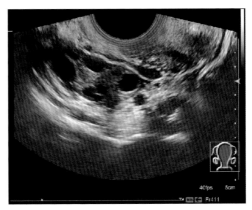

图1-6-6　经阴道右侧卵巢二维超声

（2）彩超扫查　使用CDFI观察卵巢皮质及髓质的血供情况（图1-6-7）。

1.6.2.3　附件区扫查

（1）二维超声扫查　观察子宫旁及卵巢旁肿块的结构特点，扫查时需清晰显示子宫及卵巢的边界，判断肿块与子宫及卵巢的位置关系。

（2）彩超扫查　使用CDFI观察子宫旁及卵巢旁肿块血供特点，判断肿块血流供应与子宫及卵巢的关系，同时利用脉冲多普勒（pulsed wave Doppler，PWD）技术记录肿块内血管阻力指数及血流速度。

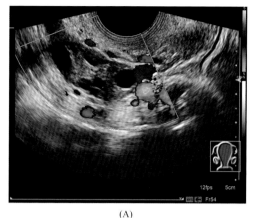 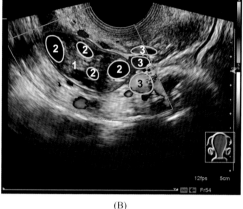

(A)   (B)

图1-6-7　经阴道右侧卵巢彩色多普勒超声

1—右侧卵巢；2—卵泡；3—卵巢外的血管

1.6.3　经直肠超声扫查

扫查方法和观察顺序与经阴道超声扫查相似。

1.6.4　经会阴超声扫查

根据感兴趣区深度及位置选择探头类型，套上一次性探头保护套后，探头置于会阴处，行左右、上下滑行扫查或扇形扫查。

1.7　超声仪器调节与使用

（1）探头的选择　经腔内超声检查宜选用高频率腔内探头（5.0 ～ 7.5MHz），经腹壁超声检查宜选用凸阵探头（3.5 ～ 5.0MHz）。

（2）探头频率调节　操作者可根据具体情况适当调节探头频率。病灶位于表浅部位时，可适当提高探头频率，改善探头近场分辨力；如病灶位置过深，距离声源较远，可适当减低探头频率，以满足声波穿透力的需求。

（3）显示器画面调节　超声诊室的照明应以稍暗为宜，注意调节显示器的亮度与对比度，有助于在显示器上获得良好的超声图像。

（4）增益（gain）　合适的增益设置能够显示更多、更丰富的细节信息，过高或过低的增益都会导致部分信息的丢失，细节显示不充分（图 1-7-1）。

（5）焦点（focus）　根据感兴趣区调节焦点位置，提高探头分辨力。部分仪器不具备手动调节焦点的功能，而是采用动态聚焦的模式对整体图像进行调整（图 1-7-2、图 1-7-3）。

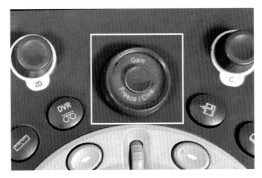

图1-7-1　超声仪器增益调节按钮

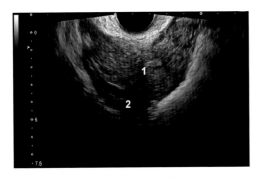

图1-7-2　焦点位置过浅

1—子宫；2—卵巢

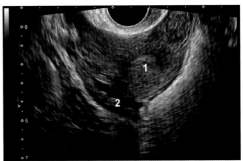

图1-7-3　合适焦点位置

1—子宫；2—卵巢

（6）图像的深度（depth）与宽度（width）　图像的深度与宽度均可以影响图像的帧频。图像深度越大，信号返回探头的时间越长，帧频数就越低。图像的宽度越大，局部取样线密度越稀疏，帧频数就越低。若想进一步了解感兴趣区域的超声特征，可适当减少图像的深度以及宽度（图1-7-4）。

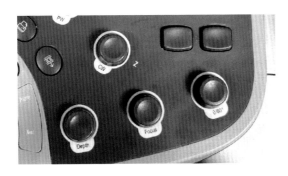

图1-7-4　超声仪器深度调节按钮

（7）谐波（harmonic wave） 由于基波声场旁瓣干扰强，谐波声场旁瓣干扰相对较弱，利用回声（反射或散射）中的二次谐波所携带的人体信息形成的声像图称为超声谐波成像。谐波频率是由声束穿过组织时变形扭曲而产生的，可以获取信噪比最大化情况下更加清晰的图像。可帮助鉴别卵巢子宫内膜样囊肿与卵泡，以及鉴别腹水性质等。

（8）时间增益补偿（time gain compensation，TGC） 随着深度的增加，声能衰减也逐渐增加，反射波能量逐渐减弱，利用 TGC 调节可以改善因声能衰减而造成的超声图像远场信号减弱的问题。初学者进行仪器调节时可优先调节整体二维增益，再进行 TGC 调节（图 1-7-5）。

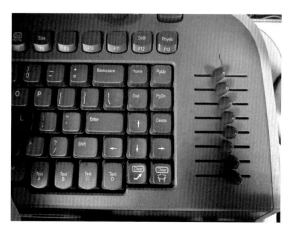

图1-7-5　超声仪器TGC调节按钮

（9）多普勒超声调节

① 多普勒增益：彩色增益过高时会出现彩色外溢、混叠，过低时则会导致彩色血流信号显示不良。适当增加多普勒增益有利于血流信号较弱的频谱观察。

② 取样框调节：满足感兴趣区范围的条件下尽可能缩小取样框大小，提高彩色信号的帧频。

③ 取样容积（sample volume）：取样容积宽度以目标血管直径的 1/2 或 1/3 为最佳，放置于目标血管的中央。

④ 基线（baseline）：用于增大或缩小多普勒技术的流速测量范围，基线以上血流信号为朝向探头的血流信号，基线以下血流信号为背离探头的血流信号。

⑤ 速度标尺（scale）：根据感兴趣血管的血流流速进行适当增高或减低。目标血管内血流速度较低，血流信号显示欠满意时，可在适当调节彩色增益的基础上降低标尺。

⑥ 壁滤波（wall filter）：壁滤波一般用于频谱多普勒的调整，高速血流用高通滤波，低速血流用低通滤波。

1.8 正常妇科超声图像及测量

1.8.1 青春期前女性子宫及附件

（1）子宫 青春期前女性子宫小，宫颈较长，子宫颈与子宫体比例约为2：1，子宫肌层呈均质较低回声，内膜呈线状。CDFI难以显示子宫区血流信号。

（2）卵巢 形态细长而窄，部分可合并卵泡生长发育，表现为卵巢内的小囊性结构，但仅发育到窦前期即萎缩，最大直径可达7mm。

1.8.2 育龄期女性子宫及附件

1.8.2.1 子宫体超声图像及测量

（1）二维声像图 子宫位置可分为前位、中位、后位、过度前倾位以及过度后倾位，受检者之间存在个体差异（图1-8-1）。子宫肌层为实性均质等回声，子宫浆膜层呈光滑、较强带状中等回声，子宫腔呈线状高回声，子宫腔内可见周期性改变的内膜层。

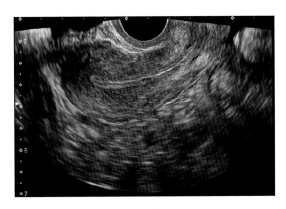

图1-8-1 前位子宫

（2）测量方法 取子宫正中矢状切面，自宫颈内口至子宫底浆膜层测量子宫体长径，育龄期子宫体长径正常范围为50～75mm，垂直于子宫长径测量子宫前壁到后壁浆膜层间最大距离为子宫体前后径，育龄期子宫体前后径正常范围为30～45mm（图1-8-2）；取子宫横切面，清晰显示双侧子宫角，在两侧子宫角断面的稍下方测量其横径，育龄期子宫体横径正常范围为45～60mm（图1-8-3）。在超声医学上常用子宫长径、前后径以及横径数值相加来判断子宫大小：正常范围在120～150mm之间，150～160mm为子宫稍大，≥160mm为子宫增大，110～120mm为子宫稍小，＜110mm为子宫较小。

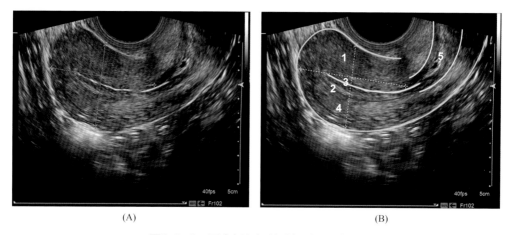

(A)　　　　　　　　　　　　　　(B)

图1-8-2　子宫长径与前后径测量示意图

1—子宫前壁；2—子宫内膜；3—宫腔线；4—子宫后壁；5—宫颈管

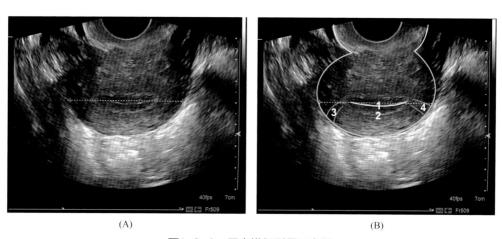

(A)　　　　　　　　　　　　　　(B)

图1-8-3　子宫横径测量示意图

1—宫腔线；2—子宫内膜；3—右侧子宫角；4—左侧子宫角

1.8.2.2　子宫内膜超声图像及测量

（1）二维声像图　随月经周期改变，子宫内膜具有不同的超声表现（以月经周期28天为例）。

①月经期：即卵泡早期（第1～4日）。在此时期，子宫内膜剥脱出血，厚度较薄，为2～3mm，宫腔回声模糊，呈高回声或混合回声，可伴液性暗区［图1-8-4（A）］。

②增殖期：即卵泡期（第5～14日），内膜腺体增生。增殖期可分为增殖早期（第5～7日）、增殖中期（第8～10日）和增殖晚期（第11～14日）。增殖早、中期子宫内膜功能层表现为低回声，基底层高回声加上宫腔线的高回声形成"三线"征，临床上称为A型内膜［图1-8-4（B）］，该时期内膜厚度可达5～8mm。增殖晚期子宫内

膜功能层回声较前稍增强，基底层高回声较前减弱，临床上称B型内膜[图1-8-4（C）]，内膜厚度可达10mm。

③ 分泌期：即黄体期（第15～28日）。排卵后24～48h，在激素作用下子宫内膜发生分泌反应，表现为子宫内膜由基底层逐渐向内膜表面转变成高回声。至分泌期末内膜厚度可达10～13mm，偶可达15mm，内膜全层呈较均质高回声，临床称为C型内膜[图1-8-4（D）]。

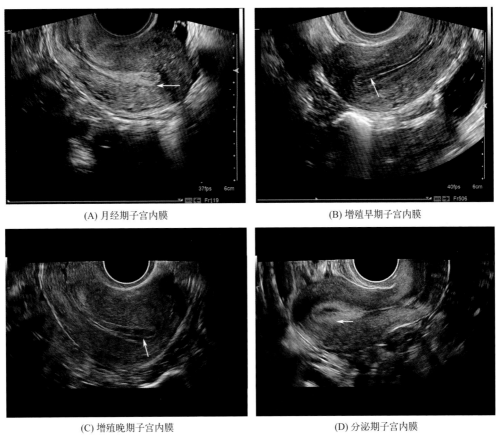

(A) 月经期子宫内膜   (B) 增殖早期子宫内膜

(C) 增殖晚期子宫内膜   (D) 分泌期子宫内膜

图1-8-4 不同月经周期子宫内膜超声表现（箭头示子宫内膜）

（2）测量方法 取子宫正中矢状切面，清晰显示子宫颈管至子宫底的宫腔线，垂直于子宫内膜中线，测量子宫内膜最厚的位置[以毫米（mm）为单位，精确到小数点后一位]（图1-8-5）。如有宫腔积液，应分别测量前后侧内膜厚度。

1.8.2.3 子宫颈超声图像及测量

（1）二维声像图 正常子宫颈回声较子宫体稍高且致密。子宫颈管黏膜层呈低回声，纵切面呈梭形，横切面呈扁圆形。正常子宫颈长径为20～30mm，前后径为15～20mm。正常子宫颈内口闭合，呈"T"字形（图1-8-6）。

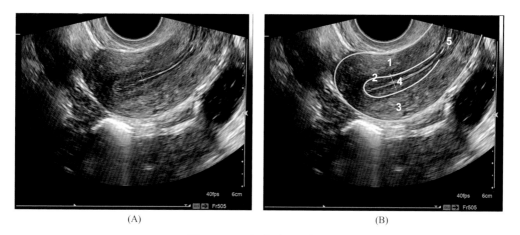

(A)　　　　　　　　　　　　　(B)

图1-8-5　内膜测量示意图

1—子宫前壁；2—子宫内膜；3—子宫后壁；4—宫腔线；5—子宫颈

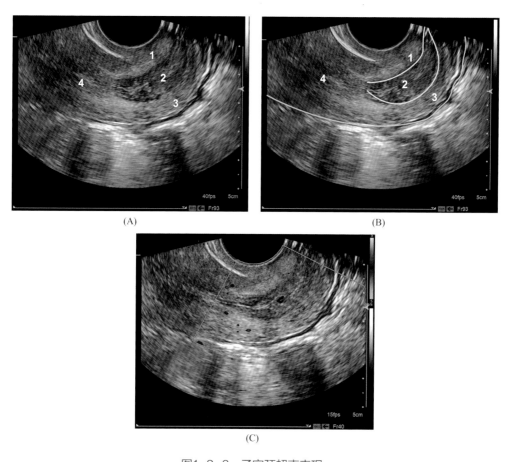

(A)　　　　　　　　　　　　　(B)

(C)

图1-8-6　子宫颈超声表现

1—宫颈前唇；2—子宫颈管；3—宫颈后唇；4—子宫

（2）测量方法　测量从子宫颈内口至子宫颈外口的距离为子宫颈长径，垂直于此径线测量子宫颈厚度。如子宫颈弯曲，可进行分阶段测量后各数值相加即为子宫颈长度。测量时应保持子宫颈前后唇厚度近似，探头勿过度加压。如合并子宫颈内口扩张呈"Y"形或"U"形，需测量子宫颈口扩张宽度以及深度（图1-8-7）。

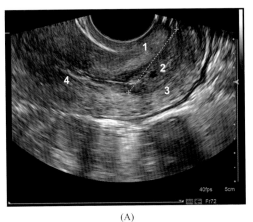 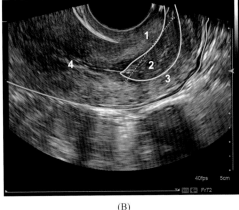

(A)　　　　　　　　　　　　　　　　　　(B)

图1-8-7　子宫颈长径测量

1—宫颈前唇；2—子宫颈管；3—宫颈后唇；4—子宫

1.8.2.4　子宫动脉超声图像及测量

（1）子宫动脉多普勒超声图像　子宫动脉频谱呈双峰波形，收缩期起始段较陡，而舒张期流速受性激素影响而变化（表1-8-1）。

表1-8-1　非妊娠期正常子宫动脉血流参数参考值

项目	月经期	增殖期	分泌期
子宫动脉阻力指数（RI）	0.86±0.04	0.88±0.05	0.84±0.06
子宫动脉搏动指数（PI）	<3.0	<3.0	2.08±0.47
S/D值	8	8	5.73±1.47

注：S/D为收缩期与舒张期比值（peak systolic velocity/end diastolic，S/D）

在正常非孕期，子宫动脉血流（uterine artery blood flow）波形为高阻力低舒张期血流和舒张早期切迹。舒张早期切迹被定义为舒张初期的正向血流减少。子宫动脉血流阻力在分泌期逐渐下降，在胚胎着床窗口期达最低（图1-8-8）。排卵前2～3天，雌激素达到较高的水平，致使子宫动脉扩张，血管阻力下降；排卵后的第7～9天至分泌中期，孕激素水平达峰值，使平滑肌处于松弛状态，两者共同作用使子宫动脉的血流阻抗进一步下降。

（2）子宫动脉多普勒超声测量　子宫动脉主干源自髂内动脉，在子宫体与子宫颈交界处（即子宫颈内口）的侧缘延续为两分支，往上分为子宫体支，往下分为宫颈-阴道支。子宫动脉多普勒测量点应选在分叉前的子宫动脉主干（常位于分叉点下方1cm处）。

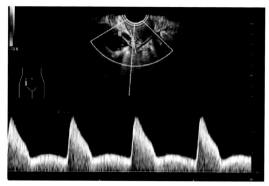

图1-8-8　增殖晚期右侧子宫动脉频谱

①　经腹壁超声检查：获取耻骨联合上方子宫正中矢状面，识别子宫颈内口后，探头稍向一侧倾斜，直至显示血管丛，用彩色多普勒识别子宫动脉主干，频谱多普勒取样容积置于子宫动脉主干测量，并调整取样角度＜60°，获取连续3个或以上的稳定波形。

②　经阴道超声检查：患者排空膀胱，取截石位，将探头置外侧穹隆中，与经腹壁超声检查类似，显示子宫颈内口侧方血管丛，按以上操作步骤完成测量。

1.8.2.5　卵巢超声图像及测量

（1）二维声像图　正常卵巢切面声像图呈杏仁形，中央髓质回声稍高，周围皮质呈低回声，内见大小不等、边界清晰的类圆形无回声区，为卵泡声像，卵泡随月经周期推移而发生变化（图1-8-9）。

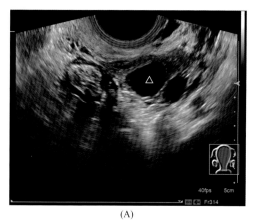 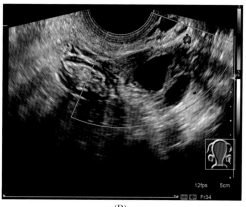

(A)　　　　　　　　　　　　　　　　(B)

图1-8-9　左侧卵巢二维超声及CDFI（△示卵泡）

（2）多普勒超声　卵巢内血流在不同月经周期可具有特征性表现。

①　月经期：卵巢内血流信号较少，难以记录到血流频谱。

②　增殖期（卵泡期）：卵巢内血流信号逐渐增多，血流速度增大，阻力指数（RI）减低（为0.4～0.5）。优势卵泡周围可显示半环状或环状血流信号。

③　分泌期（黄体期）：黄体囊肿周围血管增生，超声上可见特征性的环形或半环

形的丰富血流信号，阻力指数可低至 0.40 以下。

（3）测量方法　包括卵巢体积测量和卵泡计数及大小测量。

① 卵巢体积测量：根据卵巢扫查方法清晰显示双侧卵巢后，旋转探头或扇形扫查显示卵巢的最大面积横切面及纵切面，测量卵巢的长径、厚径和宽径，测量径线之间需互相垂直。卵巢大小正常范围约 40mm×30mm×10mm。

② 卵泡计数及大小测量

a. 窦卵泡计数（antral follicle count，AFC）：是目前常用的能反映卵巢储备功能的指标之一。AFC 是指超声检查中双侧卵巢内所有直径达到 2～10mm 的卵泡总数。AFC ≤ 5 个，卵泡数量较少，提示卵巢储备功能不良。AFC 为 6～10 个时为正常窦卵泡数量范围。AFC > 12 个时，可提示双侧卵巢多个小囊泡。AFC ≥ 20 时与卵巢过度反应有关，卵巢过度刺激综合征的风险较高（图 1-8-10）。

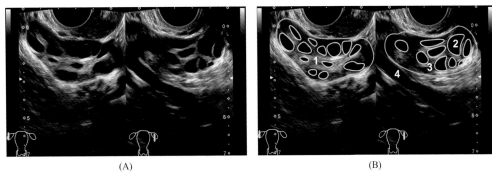

(A)　　　　　　　　　　(B)

图1-8-10　双侧卵巢多囊样改变

1—右侧卵巢；2—卵泡；3—左侧卵巢；4—髂血管

b. 卵泡测量：可分为自然周期卵泡测量以及促排卵周期卵泡测量。自然周期卵泡数量少，优势卵泡数量为 1～2 个，在卵泡最大切面上测量卵泡大小，测量时卵泡需呈圆形或类圆形，测量径线需互相垂直。促排卵周期优势卵泡数量较多，常使用面积法对卵泡大小进行监测，测量径线需互相垂直（图 1-8-11）。

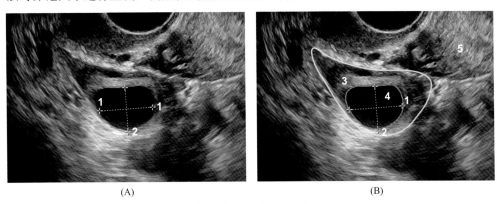

(A)　　　　　　　　　　(B)

图1-8-11　卵泡测量

1—20.6mm；2—16.4mm；3—卵巢；4—卵泡；5—子宫

1.8.2.6　输卵管超声图像及测量

（1）二维声像图　双侧输卵管若无病变情况下超声难以清晰显示其结构。当合并大量盆／腹腔积液时，可在周围液体衬托下显示输卵管呈弯曲细管状低回声。

（2）多普勒超声　正常无病变情况下，彩色多普勒血流显像（CDFI）难以记录到输卵管壁的血流信号。

1.8.3　绝经期女性子宫及附件

1.8.3.1　子宫

子宫肌层因缺乏卵巢激素的刺激而逐渐萎缩，子宫颈与子宫体比例约为1∶1。子宫肌层呈不均质低回声，肌层可见散在斑点状高回声钙化，子宫浆膜下静脉相对扩张，呈细小裂隙状无回声。子宫肌层内血流信号较少。子宫内膜呈线状，无周期性变化。

1.8.3.2　卵巢

卵巢门和髓质血管硬化以至完全闭塞，绝经期卵泡数量明显减少，超声表现为低回声实性结构（图1-8-12）。

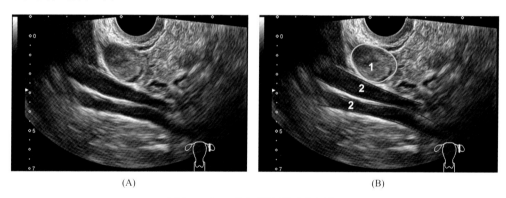

(A)　　　　　　　　　　　　　　　(B)

图1-8-12　绝经期卵巢（左侧）

1—左侧卵巢；2—髂血管

1.9　妇科超声常见伪像以及避免方法

超声图像中常出现与被成像组织不一致的非真实声学界面的特征，即超声伪像。检查者根据特征性的超声伪像可以辅助对该疾病的诊断，但超声伪像的存在仍然是导致疾病误诊漏诊的关键问题所在，如何识别伪像同时避免其产生是初学超声者的必修课之一。

（1）接触不良　由于探头和患者之间的接触不良引起回声缺失，导致传至患者的声波减少。图像从近场（超声图像顶部）皮肤表面至较深处的组织均较暗（低回声或无回声）。通常由于耦合剂不足或者患者检查区域有敷料覆盖（如剖宫产术后）所致。

（2）混响伪像　声束经过体内平滑大界面时，部分超声能量返回探头表面之后，又从探头的平滑面再次反射，又第二次进入人体内。由于第二次反射再进入体内的声强明显减弱，故在一般实质脏器成像时，其微弱二次图形叠加在一次图形中，不易被察觉；但如大界面下方为较大液性暗区时，此微弱二次图形可在液区的前壁下方隐约显示。所显的图形为大界面上方图形的重复、移位。其特点是出现等距离多条回声，回声强度随着深度增加而依次递减。避免方法：①侧动探头，改变声束入射角度；②加压/减压探测；③降低增益。

（3）声影　指在常规深度增益补偿调节后，在组织或病灶后方所演示的回声低弱甚或接近无回声的平直条状区。声影系声路中具较强衰减体所造成的，如子宫肌壁或内膜合并钙化灶、宫腔内节育环放置。声影容易造成其后方结构无法清晰观察，可通过调整探头角度、探头频率或经腹壁及经阴道超声联合扫查改善。

（4）旁瓣伪像　超声换能器（即超声探头）作为声源发出超声波时，在声源轴线上的超声束称为主瓣，而非声源轴线上的超声束以主瓣为中心向两侧呈放射状分布，即为旁瓣。旁瓣在人体组织中传播，具有与主瓣相同的声学特性，通常旁瓣回波成像较弱，对主瓣所产生的声像图影响不大，但是当遇到声阻抗差较大的界面时，能够使旁瓣回波产生足以干扰主瓣形成的正常回声或有价值的诊断信息，从而形成旁瓣伪像。旁瓣效应常在显示子宫、胆囊、膈等处发生。通过改变探头角度、调整声束入射角度，可以一定程度上减少该伪像的影响。

（5）部分容积效应　当病灶小于声束宽度或虽大于声束宽度但部分处于声束内时，则病灶回声与周围正常组织回声重叠，产生部分容积效应。部分容积效应较多见于小型液性病灶。可观察到液性病灶存在后壁增强效应及后方回声增强效应，而实质性病灶不存在或仅轻微存在。通过改变探头角度，调整声束入射角度，可以一定程度上避免该伪像的影响。

（6）镜面效应　即镜面折返虚像。声束遇到深部的平滑镜面时，反射回声如测及离镜面较接近的靶标后按入射途径反射折返回探头，此时在声像图上所显示者，为镜面深部与此靶标距离相等、形态相似的声像图。

1.10　妇科超声检查必备的临床思维

1.10.1　妇科超声操作注意事项

① 经腔内超声检查探头进入时，可嘱患者深呼吸，缓解检查不适感。

② 无性生活史受检者经直肠检查前，需询问患者探头即将进入的部位是否为肛门，与患者确认进入路径正确。

1.10.2　妇科超声操作技巧

子宫、卵巢的位置具有个体差异性，可因受检者先天性因素影响或病理性因素发生改变，操作者需根据受检者情况调整扫查手法。

1.10.2.1　探头选择

凸阵探头、腔内探头以及高频线阵探头具有各自的成像优势，若使用单一探头对病灶观察欠满意，检查时可多种超声探头联合使用以对疾病进行诊断，如子宫切除术后、巨大盆腔病灶、附件区复杂性病变等。

1.10.2.2　子宫扫查

① 子宫常位于骨盆正中央，当子宫位置偏左或偏右，检查者可适当左右偏转探头。当子宫位置过度前屈时，可加压探头，同时配合受检者抬高其臀部。当患者子宫位置旋转，需以宫腔线或内膜为标志旋转探头，连续显示从宫颈内口至子宫底的内膜回声。

② 子宫位置过度后屈后倾时，易将子宫颈误认为子宫体或子宫前壁肌瘤，可将探头横切，观察是否具有子宫角结构或子宫颈管回声；或易将子宫体误认为子宫后壁肌瘤，可连续观察内膜回声或宫腔线回声，将二者鉴别。

③ 子宫颈多发宫颈腺囊肿，易被误认为卵巢结构，可旋转探头见子宫颈延续为子宫体，而卵巢结构不随探头的偏转而发生变化（图 1-10-1、图 1-10-2）。

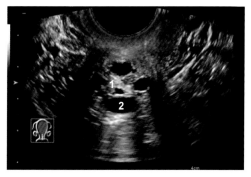
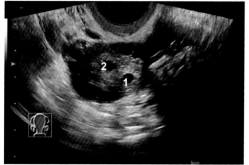

图1-10-1　多发宫颈腺囊肿　　　　　　　图1-10-2　右侧卵巢及卵泡

1—子宫颈；2—宫颈腺囊肿　　　　　　　　1—右侧卵巢；2—卵泡

④ 子宫颈长度的测量可一定程度上预测自发性早产，临床上建议具有自发性早产或者流产史的孕妇，在孕 14 周开始每 1 ～ 2 周进行一次阴道超声检查以测量子宫颈长度，直到孕 24 周。

1.10.3　内膜扫查

子宫内膜随月经周期发生变化，需结合受检者检查时月经周期以及性激素水平进行综合评估。子宫腔粘连时，子宫内膜可表现为厚薄不均，需分段测量内膜厚度。

1.10.4　卵巢扫查

卵巢常位于子宫体两侧外上方，与双侧髂血管相邻。部分卵巢存在生理性位置变异，或因盆腔手术后导致卵巢解剖位置过高，可加大双侧附件区扫查范围，同时适当增加扫查力度，配合左手按压受检者双侧腹股沟区或下腹部，排除肠气干扰，从而清晰显示双侧卵巢。或者经腹壁和经阴道超声检查联合扫查。

1.10.5　病灶的扫查与测量

① 调整探头角度寻找病灶的最大纵切面以及最大横切面，分别对病灶的上下径、前后径及左右径进行测量，径线之间需互相垂直。若病灶呈迂曲管状，测量时需多段测量后取总和。

② 在图像分析过程中，尤其注意需结合多切面扫查对病灶进行观察，分析病灶与周围组织、脏器的关系以及病灶活动度等。在检查条件许可时，可结合多种模式的超声扫查方法（如彩色多普勒超声、频谱多普勒超声、三维超声、超声造影、弹性成像等超声检查模式）进行综合评估，为疾病诊断提供更为丰富的影像学信息。

③ 附件区包块需明确包块与子宫及卵巢的位置：借助多切面扫查手法观察包块与子宫或卵巢的关系，同时配合探头及手部加压，观察包块与子宫或卵巢是否存在相对运动，利用多普勒技术评估附件区包块血供来源。

④ 附件区囊肿体积过大，经腹壁超声检查易将卵巢囊肿误诊为膀胱，此时可将探头纵切放置于腹中线，多切面扫查以明确囊肿和膀胱边界，膀胱壁特征性的三层结构可作为二者的鉴别要点，同时辅以患者膀胱容积变化进行诊断。

1.11　妇科超声新技术

1.11.1　妇科超声造影

（1）三维子宫输卵管超声造影　是基于超声技术、实时三维技术、编码造影成像技术研发的诊断新技术，是在超声监测下，通过向子宫腔内注入超声造影剂，实时观察造影剂通过宫腔、输卵管的情况，以及进入盆腔后的分布情况，再现子宫和输卵管的三维空间架构，清晰直观地显示输卵管走行，有效判断输卵管的形态，进而判断其是否通畅（图1-11-1）。

（2）经静脉超声造影　经静脉注入造影剂来增强血流信号的显示，有利于显示组织或病变内的微血管，实时动态观察感兴趣区血流灌注情况，提高病变显像的敏感性。与增强 CT 或 MRI 造影不同，超声造影剂只停留在血池中，不会进入到细胞外间隙，可以较为真实地反映脏器血流动力学变化。

其适应证主要包括：a. 常规超声无法判断附件区囊实性肿块内部类实性成分血流情况时，可借助超声造影明确其内部是否有血流灌注，鉴别其是否为有活性组织。结合常规超声声像图特点，初步判断附件区实性肿块的来源以及该肿块的良恶性。b. 评估子宫肌瘤介入治疗是否有效，如肌瘤动脉栓塞或肌瘤消融治疗术后，判断局部治疗效果。

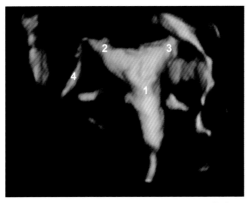

图1-11-1 三维子宫输卵管超声造影成像

1—子宫体；2—右侧子宫角；3—左侧子宫角；4—右侧输卵管

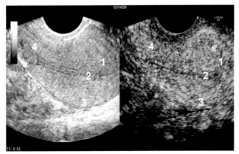

图1-11-2 正常子宫超声造影

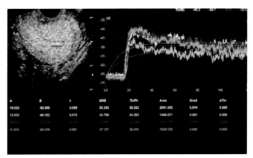

图1-11-3 超声造影时间参数曲线分析

1—子宫后壁；2—子宫内膜；3—子宫前壁；4—子宫颈

除应用于以上适应证外，经静脉超声造影亦可对子宫内膜感兴趣区血流灌注情况进行评估，辅助临床判断子宫内膜是否具备胚胎着床的条件。通过在内膜区及内膜下区设置感兴趣区，利用超声造影的时间-强度曲线（time-intensity curve，TIC）定量评估感兴趣区域内血流灌注情况，间接对整体内膜容受性进行评估（图1-11-2、图1-11-3）。

（3）超声造影到达时间参数成像（arrival time parametric imaging using contrast-enhanced ultrasonography，ATPI） 是指在经静脉超声造影的基础上，根据造影剂到达时间对组织进行彩色编码，颜色的顺序变化趋势代表血流灌注方向，可较直观显示组织血流灌注的强弱分布及时间分布情况。利用该成像模式可更为直观地观察病灶增强的灌注模式（图1-11-4、图1-11-5）。

1.11.2 超声弹性成像

超声弹性成像的基本原理是对组织表面施加压力，在弹性力学、生物力学等物理规律作用下，组织发生位移和应变。同时利用超声成像方法结合数字信号处理技术，间接或直接反映组织内部弹性模量等力学属性差异。

（1）剪切波弹性成像（shear wave elasto-graphy，SWE） 是根据组织硬度属性不同进行成像的一种新型超声成像技术，通过评估组织的弹性变化，实现组织弹性定量的研究。目前在妇科方面多应用于良恶性病变诊断及子宫颈机能评估等，部分学者亦将其运用于评估子宫内膜容受性以及作为区分正常肌层、子宫肌瘤及子宫腺肌病的一种潜在辅助诊断工具（图1-11-6）。

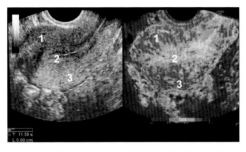

图1-11-4 健康育龄期女性子宫内膜
ATPI表现

1—子宫前壁；2—子宫内膜；3—子宫后壁

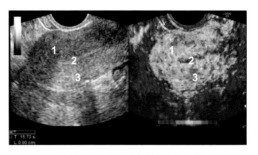

图1-11-5 不孕女性子宫内膜
ATPI表现

1—子宫前壁；2—子宫内膜；3—子宫后壁

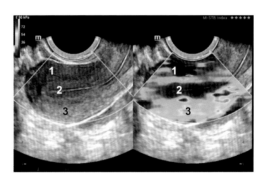

图1-11-6 子宫内膜剪切波弹性成像
1—子宫前壁；2—子宫内膜；3—子宫后壁

（2）应变弹性成像（strain elasto-graphy，SE） 其原理是通过患者生理运动形成的组织轴向位移，连续采集组织压缩前、后的射频信号，利用互相关方法对信号进行分析，计算感兴趣区域内组织形变分布数据，并进行彩色编码。通过比较成像区内不同组织的形变程度，可以生成反映组织相对硬度的图像。由于无法在定性条件下准确对比不同结果，故提出了一些指标来辅助医生判断：a. 弹性评分，如筑波评分（Tsukuba scoring）；b. 病变脂肪比，即同一深度的质量应变与周围脂肪的应变比；c. 应变尺寸比，即弹性图（elasto-graphy imaging，EI）中病灶尺寸与 B 模式图像中病灶尺寸的比值（EI/B）。目前妇科常用于宫颈癌的鉴别诊断和肿瘤浸润深度评估。

1.11.3 经阴道三维超声

经阴道三维超声成像可从任何角度或方向对宫腔内部及子宫外轮廓进行观察，清晰地显示子宫外形轮廓及其宫腔内部结构，常应用于子宫畸形、子宫肌瘤分型、子宫内膜息肉以及宫腔粘连等疾病的诊断。同时可在辅助生殖技术中对内膜进行容受性评估（三维能量多普勒技术下测量子宫内膜血流参数并评估内膜血供情况），观察卵巢的体积、卵泡数及卵巢血流情况以评估卵巢的反应性（图1-11-7、图1-11-8）。

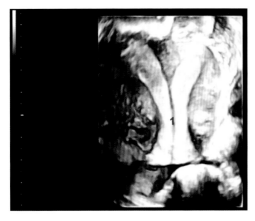

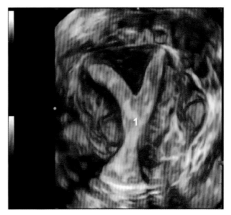

图1-11-7　完全纵隔子宫三维超声表现
1—纵隔

图1-11-8　不完全纵隔子宫三维超声表现
1—纵隔

1.11.4　介入超声

介入超声利用实时超声监控对病灶进行相应操作，且操作安全，并发症相对较少。联合超声造影可对介入超声的治疗效果以及预后进行综合评估。主要包括超声引导下子宫病灶穿刺活检，超声引导下附件囊肿介入治疗、子宫肌瘤微波消融，超声引导下附件区囊肿硬化术，超声引导下卵巢子宫内膜样囊肿（巧克力囊肿）抽吸术，多胎妊娠减胎术，超声引导下取卵术等（图1-11-9、图1-11-10）。

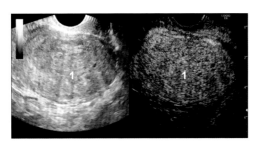

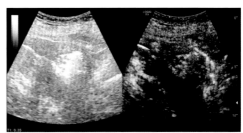

图1-11-9　子宫肌瘤微波消融术前超声造影
1—子宫肌瘤

图1-11-10　子宫肌瘤微波消融术后超声造影

第2部分

子宫超声检查

2.1 子宫发育异常

2.1.1 先天性无子宫

【临床特点】

先天性无子宫（congenital absence of uterus）是由于胚胎时期两侧副中肾管未延伸至中线前就停止发育所致，常合并阴道发育不全，可有正常输卵管和卵巢。患者一般无自觉症状，常因青春期无月经来潮前来就诊，第二性征和乳房正常发育。导致无子宫的可能原因包括染色体异常、孕早期巨细胞病毒或弓形体感染、母体孕早期使用雄性激素或抗癌药物等。

【扫查要点与标准扫查手法】

扫查要点：超声检查子宫附件主要有经腹壁超声、经腔内（阴道／直肠）超声两种方式，由于经腹壁超声易受腹壁脂肪、膀胱充盈等因素影响，图像显示欠佳，建议使用经腔内超声进行检查，且经腔内超声检查准确性更高。经腔内超声检查是诊断先天性无子宫的首选方式，对于无性生活的患者，可选择经直肠途径。部分患者无法接受腔内超声，可选择经腹壁超声，但需适度充盈膀胱。必要时可联合经腹壁超声及经腔内超声。

标准扫查手法：检查时先矢状面扫查，再进行横切面扫查，可于阴道上方、膀胱后方、直肠前方、双侧髂血管内侧的盆腔内寻找子宫及双侧卵巢声像，可借助阴道气体线声像寻找子宫。

【切面显示】

先天性无子宫矢状面和横切面超声见图 2-1-1。

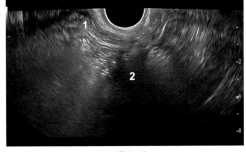 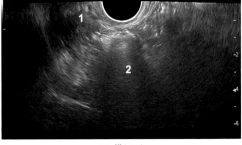

(A) 纵切面　　　　　　　　　　　　　　　(B) 横切面

图2-1-1　先天性无子宫超声切面

1—排空膀胱；2—肠管

【超声诊断要点】

在适度充盈膀胱的情况下，在膀胱与直肠之间，多切面扫查均未见子宫回声。常合并先天性无阴道，故未能显示阴道内气体回声。部分可见双侧卵巢。

【鉴别诊断】

始基子宫：始基子宫可在膀胱后方探及条索状实性等回声，无子宫则在膀胱后方多切面均无法探及子宫回声。

【特别提示】

先天性无子宫患者常合并无阴道，但是大部分患者卵巢发育是正常的，故性激素检查结果是正常的，第二性征也正常发育，容易被临床医生忽视，常因青春期无月经来潮而发现。作为初诊超声医生，当发现疑似先天性无子宫时，需要仔细扫查盆腔内结构，注意观察膀胱与直肠之间有无子宫结构，还要结合病史及其他检查结果综合分析。

2.1.2　始基子宫

【临床特点】

始基子宫（primordial uterus）是由于胚胎时期两侧副中肾管融合后不久即停止发育所致，子宫极小，多无宫腔或虽有宫腔但是没有内膜生长，或为一实体肌性子宫。临床表现为原发性闭经。

【扫查要点与标准扫查手法】

扫查要点：详见 2.1.1 先天性无子宫。

标准扫查手法：检查时先矢状面扫查子宫，再进行横切面扫查，借助阴道气体线声像寻找类似子宫回声或肌性结构，观察有无宫腔及内膜回声。

【切面显示】

始基子宫矢状面和横切面超声见图 2-1-2。

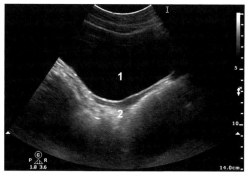
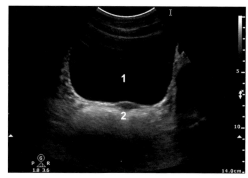

(A) 子宫矢状面   (B) 子宫横切面

图2-1-2 始基子宫超声切面

1—充盈膀胱；2—子宫

【超声诊断要点】

膀胱后方可见条索状肌性结构回声，长径一般＜20mm，子宫体厚度＜10mm，子宫体、子宫颈结构不清，多无宫腔线和内膜回声，或只有宫腔线回声而无内膜回声，常合并无阴道，可见双侧卵巢结构。

典型的始基子宫声像见图2-1-3、图2-1-4。

【鉴别诊断】

① 无子宫：根据2.1.1先天性无子宫进行鉴别诊断。

② 幼稚子宫：子宫体积小，但可见宫腔、内膜、子宫体及子宫颈结构，检查时可根据有无上述结构进行鉴别。

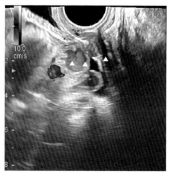
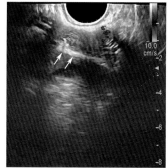

(A) 子宫矢状面彩色多普勒超声   (B) 子宫横切面彩色多普勒超声

图2-1-3 始基子宫

该患者为特纳综合征患者，16岁，因无月经来潮就诊。（A）、（B）示膀胱后方可见一条索状低回声肌性结构，与阴道气体线延续，大小约15mm×6mm×8mm，边界尚清楚，未见明显体、颈分界，隐约可见高回声宫腔线回声，未见明显内膜回声（▲）。CDFI示低回声团周边及内部未见明显血流信号（→）。超声提示：膀胱后方索状低回声肌性结构，考虑为始基子宫

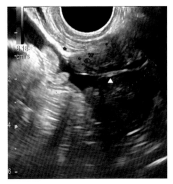 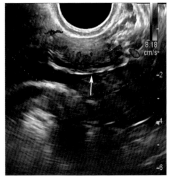

(A) 子宫矢状面彩色多普勒超声　　　　(B) 子宫横切面彩色多普勒超声

图2-1-4　始基子宫

（A）、（B）示膀胱后方可见一条索状低回声肌性结构，未见明显体、颈分界，其内未见明显宫腔线回声（▲）。CDFI示低回声团周边及内部可见点状血流信号（→）。超声提示：膀胱后方条索状低回声肌性结构，考虑为始基子宫

【特别提示】

对于临床提示原发性闭经的患者，排除性激素等异常后需高度怀疑子宫发育异常。注意观察子宫形态及大小，辨别有无宫腔、内膜、子宫体及子宫颈结构。

2.1.3　幼稚子宫

【临床特点】

幼稚子宫（infantile uterus）又称子宫发育不良，因双侧副中肾管融合后短时间内即停止发育所致，子宫停留在青春期子宫状态，其结构和形态正常，但体积较小，子宫颈相对较长，是不孕的重要原因。临床上常见的幼稚子宫有青春型及幼儿型两种。临床表现包括卵巢发育不全、月经初潮延迟、月经稀少、痛经甚至闭经、不孕等。

【扫查要点与标准扫查手法】

详见 2.1.2 始基子宫。

【切面显示】

幼稚子宫矢状面和横切面超声见图 2-1-5。

【超声诊断要点】

子宫体各径线均小于正常子宫，尤其以前后径明显，子宫体与子宫颈比例失常，宫体与宫颈之比为 2∶3 或 1∶1，可见宫腔线及内膜回声，但内膜很薄。可见正常卵巢结构。子宫常呈极度前屈或后屈。前屈者常子宫前壁发育不全，后屈者则常子宫后壁发育不全。

典型的幼稚子宫声像见图 2-1-6。

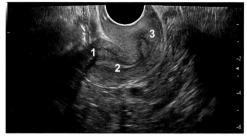
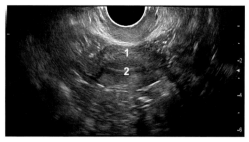

(A) 子宫矢状面

(B) 子宫横切面

图2-1-5　幼稚子宫超声切面

1—子宫体；2—内膜；3—子宫颈

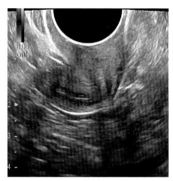
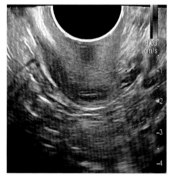

(A) 子宫矢状面彩色多普勒超声

(B) 子宫横切面彩色多普勒超声

图2-1-6　幼稚子宫

（A）、（B）示子宫明显前屈，子宫各径线均小于正常值，宫腔线显示清，内膜较薄，回声尚均匀，宫颈较长，宫体与宫颈之比为1∶1。CDFI示子宫内部血流信号不丰富。超声提示：幼稚子宫

【鉴别诊断】

始基子宫：根据 2.1.2 始基子宫进行鉴别诊断。

【特别提示】

① 受患者自身条件或检查技术限制，仅凭超声可能无法准确诊断，应结合病史、临床表现及相关检查进行综合分析。

② 幼稚子宫患者合并卵巢发育异常者，部分或全部丧失第二性征，表现为乳房发育不好、无阴毛腋毛等。通过临床治疗如补充雌激素、孕激素可有撤退性出血(月经)。

2.1.4　单角子宫及残角子宫

【临床特点】

单角子宫（unicornuate uterus）即仅一侧副中肾管正常发育，形成单角单宫颈子宫；

另一侧副中肾管中、下段发育不全，形成一小的残角子宫，有纤维带与发育侧子宫相连，但多与发育侧子宫腔不相通；二者常合并发生。根据残角子宫是否有内膜，分为有内膜型和无内膜型。残角子宫可有正常输卵管、卵巢及韧带，部分同侧卵巢、输卵管缺如，同时可合并同侧泌尿系统发育异常。单角子宫患者常无明显临床症状，有内膜型残角子宫者容易发生宫腔积血，出现周期性腹痛。残角子宫可导致不孕、流产、异位妊娠、早产、胎儿生长阻滞、胎位异常、妊娠晚期子宫破裂等。

【扫查要点与标准扫查手法】

扫查要点：由于经腹壁超声易受腹壁脂肪、膀胱充盈等因素影响，图像显示欠佳，建议使用经腔内超声进行检查，经腔内三维超声检查准确性更高，对于无性生活的患者，可选择经直肠途径。部分患者无法接受腔内超声，可选择经腹壁超声，但需适度充盈膀胱。

标准扫查手法：检查时先矢状面扫查子宫，再进行横切面扫查，观察子宫是否偏移、宫腔形态是否正常，以及横切面能否显示双侧子宫角，若一侧子宫角未显示，内膜偏向对侧，注意重点扫查该侧子宫旁是否有与子宫相连的肌性结构，必要时腹部加压以观察肌性结构是否与子宫移动方向一致。

【切面显示】

单角子宫并残角子宫矢状面、横切面及冠状切面超声见图2-1-7。

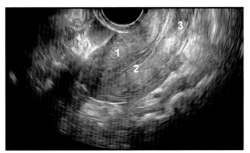

(A)子宫矢状面

1—单角子宫体；2—内膜；3—子宫颈

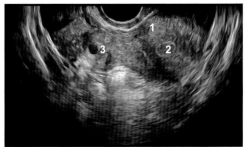

(B) 子宫横切面

1—单角子宫体；2—内膜；3—残角子宫

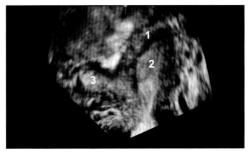

(C) 子宫冠状切面

1—单角子宫体；2—内膜；3—残角子宫

图2-1-7　单角子宫并残角子宫超声切面

【超声诊断要点】

（1）二维超声

① 单角子宫：子宫常偏向盆腔一侧，外形狭长，横径较小，子宫内膜呈管状，宫底部横切面上子宫内膜偏向一侧，仅显示一侧子宫角。

② 合并残角子宫：单角子宫旁无子宫角侧可探及椭圆形或长条形肌性回声向外突出，其外缘与单角子宫浆膜层相延续，部分仅见纤细条索状低回声与单角子宫相连。残角子宫多位于发育侧子宫的中、下侧，少数位于子宫底。残角侧可见正常卵巢结构或卵巢缺如。

a. 无内膜型残角子宫：单角子宫旁实性肌性组织内部无内膜回声。

b. 有内膜型残角子宫：单角子宫旁实性肌性组织内部可见宫腔及内膜回声，根据残角子宫宫腔与单角子宫宫腔之间是否相通分为相通型与不相通型。不相通型当有积血时，可在残角子宫宫腔内显示液性暗区，内见密集点状低回声。

（2）三维超声　单角子宫外形呈梭形，冠状面仅显示一侧子宫角，宫腔呈羊角状或单角柱状偏向单角侧。合并残角子宫时，单角子宫对侧宫体外侧可见肌性回声，有内膜型残角子宫冠状面可见大小不对称的两侧宫腔回声，相通型两者间有细管道相通。

典型的单角子宫并残角子宫声像见图2-1-8～图2-1-10。

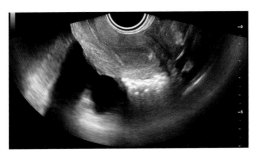

（A）子宫矢状面二维超声

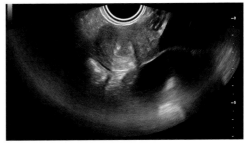

（B）左侧单角子宫横切面二维超声

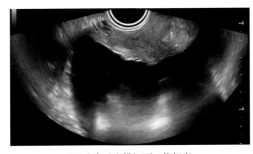

（C）残角子宫横切面二维超声

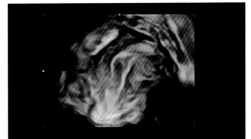

（D）子宫冠状切面三维超声

图2-1-8　左侧单角子宫合并右侧残角子宫（无内膜型）

患者，未婚女性，因下腹部包块检查。（A）示子宫后位，偏向左侧，外形狭长，内膜呈管状；（B）示右侧子宫角未见显示；（C）示右侧宫体外侧可探及长椭圆形肌性低回声，与子宫相连，内未见明显内膜回声；（D）三维超声示子宫外形呈梭形，宫腔呈羊角状偏向左侧。超声提示：左侧单角子宫合并右侧残角子宫（无内膜型）。（子宫前方无回声区为盆腔囊肿）

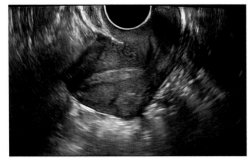
(A) 子宫矢状面二维超声

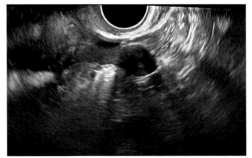
(B) 子宫横切面二维超声

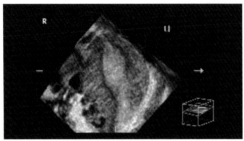
(C) 子宫冠状切面三维超声

图2-1-9　右侧单角子宫合并左侧残角子宫（有内膜型）

（A）子宫矢状面示子宫偏向右侧，外形狭长，内膜呈桶状；（B）示左侧子宫角未见显示，左侧宫体外侧可探及一肌性低回声，与子宫左侧壁相连，内见内膜回声，与宫腔不相通；（C）示子宫外形呈梭形，宫腔呈羊角状偏向右侧。超声提示：右侧单角子宫合并左侧残角子宫（内膜型）

【鉴别诊断】

（1）正常子宫　单角子宫容易误诊为正常子宫，残角子宫容易漏诊。正常子宫位置一般居中，内膜呈倒三角形，横切面可见双侧子宫角显示；单角子宫位置偏向一侧，外形狭长，内膜呈管状，横切面子宫内膜短小，一侧子宫角未见显示。

（2）子宫腔粘连　子宫腔粘连患者常有宫腔手术病史，当一侧子宫角处宫腔粘连时，常无法显示该侧宫腔正常内膜及宫腔线，需与单角子宫鉴别。二者可通过子宫位置及外形鉴别：前者子宫位置一般居中，外形正常呈梨形；后者一般偏向一侧，外形狭长呈梭形，并常合并残角子宫。

（3）子宫浆膜下肌瘤　残角子宫需与双侧子宫角区子宫浆膜下肌瘤进行鉴别，可通过宫腔形态、双侧子宫角、内部回声、内膜的周期性变化来进行鉴别。

（4）输卵管妊娠　有停经史，血或尿HCG阳性，子宫形态正常，子宫一侧可见混合回声包块，多与子宫不相连，周围无明显肌层包绕，部分内见无回声区，无回声区周边回声增强，呈"甜甜圈"征，腹部加压时与子宫、卵巢相对运动，部分孕囊型可见卵黄囊、胚芽及胎心搏动，CDFI示包块周边可有环绕血流信号。

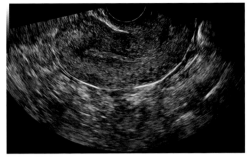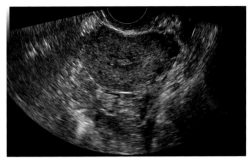

(A) 子宫矢状面二维超声　　　　　　　　　　(B) 子宫横切面二维超声

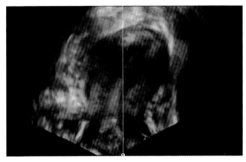

(C) 子宫冠状切面三维超声

图2-1-10　左侧单角子宫

（A）示子宫偏向左侧，外形狭长，内膜呈管状；（B）示右侧子宫角未见显示，内膜短小；（C）示子宫外形呈梭形，宫腔呈羊角状偏向左侧。超声提示：左侧单角子宫。患者右侧残角子宫已切除

【特别提示】

单角子宫因临床症状不典型和医生经验不足等因素，漏诊及误诊率较高，初学者容易将单角子宫误诊为正常子宫。当发现宫底部横切面子宫内膜短小且有双侧卵巢的情况下应提高警惕，注意连续全面观察子宫外形、内膜形态，横切面观察双侧子宫角尤为重要，注意有无合并残角子宫。经腔内三维超声成像可直观显示宫腔冠状面形态。本病多合并泌尿系统畸形，建议同时行泌尿系统超声检查。

2.1.5　双子宫

【临床特点】

双子宫（didelphic uterus）即因两侧副中肾管未融合，各自发育形成两个子宫和两个宫颈，各有单一的输卵管和卵巢。结构上，两侧宫颈可分开或相连，宫颈之间可有交通管；也可为一侧宫颈发育不良或缺如，常有一小通道与对侧阴道相通。此外，双子宫大多可伴有阴道纵隔或斜隔。患者多无自觉症状，伴有阴道纵隔或斜隔者可有相应症状，如下腹痛。

【扫查要点与标准扫查手法】

扫查要点：同 2.1.4 单角子宫及残角子宫。

标准扫查手法：检查时先矢状面扫查子宫，再进行横切面扫查，观察子宫、宫腔形态，宫底是否有凹陷，宫腔是否有分隔、分隔到达的位置，宫颈管数目，宫颈管内是否有分隔，阴道的数目、是否有斜隔。

【切面显示】

双子宫横切面和冠状切面超声见图 2-1-11。

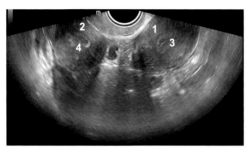
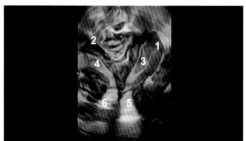

(A) 双子宫横切面

1—左侧子宫；2—右侧子宫；3—左侧子宫内膜；
4—右侧子宫内膜

(B) 双子宫冠状切面

1—左侧子宫；2—右侧子宫；3—左侧子宫内膜；
4—右侧子宫内膜；5—左侧宫颈；6—右侧宫颈

图2-1-11　双子宫超声切面

【超声诊断要点】

（1）二维超声　在盆腔内连续扫查可先后显示两个完全独立的子宫声像。两个子宫大小相近或其一稍大。横切面时宫底水平两子宫明显分开或有间隙，宫体部水平呈分叶状或哑铃状，均可见内膜、肌层和浆膜层回声。可见两个宫颈回声，或宫颈水平见一横径较宽的宫颈，内见两个或一个宫颈管回声。常合并双阴道。

（2）三维超声　三维超声冠状切面呈眼镜状、蝴蝶状或者马鞍状，以蝴蝶状多见。典型的双子宫声像图见图 2-1-12。

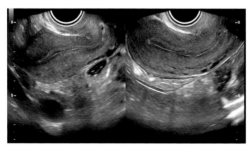
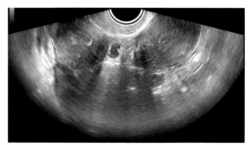

(A) 子宫矢状面二维超声

(B) 子宫横切面二维超声

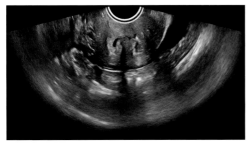
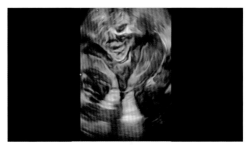

(C) 宫颈横切面二维超声　　　　　　　　　　(D) 子宫冠状切面三维超声

图2-1-12　双子宫

（A）示在盆腔内连续纵切面扫查可先后显示两个完全独立的子宫声像，左侧子宫较右侧子宫稍大；（B）示两子宫体明显分开，呈分叶状，均可见各自内膜、肌层和浆膜层回声；（C）示宫颈部相连，可见两个宫颈回声；（D）示双子宫冠状切面呈蝴蝶状。超声提示：双子宫

【鉴别诊断】

完全双角子宫：双子宫的两个子宫体完全分开，其宫底中线部的凹陷在宫颈水平或以下，同时可合并阴道纵隔或斜隔等异常；完全双角子宫为一个子宫体两个子宫角，其宫底浆膜层中线部的凹陷在宫颈水平以上。

【特别提示】

双子宫合并妊娠时，因其独特的解剖形态，妊娠过程中容易发生子宫破裂、子宫扭转、产后大出血等高危并发症。部分双子宫患者一侧妊娠至中晚期时，未孕侧子宫由于体积小，易被遗漏或误诊为子宫肌瘤，注意询问及查询患者既往病史及检查结果。

2.1.6　双角子宫

【临床特点】

双角子宫（bicornuate uterus）即因双侧副中肾管融合不良所致，左右各一角。根据子宫角融合不全的程度，分为完全双角子宫和不完全双角子宫。完全双角子宫从子宫颈内口或以下分开，不完全双角子宫从子宫颈内口以上分开。一般无明显症状，合并妊娠时可发生宫外孕、流产、胎位不正等。

【扫查要点与标准扫查手法】

详见 2.1.5 双子宫。

【切面显示】

双角子宫横切面和冠状切面超声见图 2-1-13。

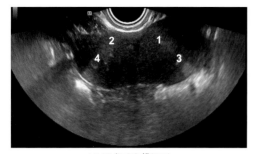
(A) 双角子宫横切面

1—子宫左角；2—子宫右角；3—左侧子宫内膜；
4—右侧子宫内膜

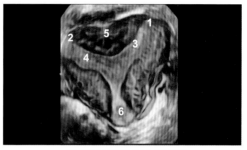
(B) 不完全双角子宫冠状切面

1—子宫左角；2—子宫右角；3—左侧子宫内膜；
4—右侧子宫内膜；5—宫底；6—宫颈

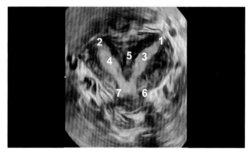
(C) 完全双角子宫冠状切面

1—子宫左角；2—子宫右角；3—左侧子宫内膜；4—右侧
子宫内膜；5—宫底；6—左侧宫颈管；7—右侧宫颈管

图2-1-13　双角子宫超声切面

【超声诊断要点】

（1）二维超声　子宫底部横径增宽，子宫底部水平横切面呈蝶状或马鞍形，为两个子宫角，宫底浆膜层中线部凹陷，深度＞1cm；宫腔内可见低回声分隔，隔较厚。

① 不完全双角子宫：宫腔低回声分隔在宫颈内口水平以上，宫腔呈"Y"字形。子宫上部水平横切面两角内分别可见子宫内膜回声，宫体下部、宫颈水平横切面表现无异常；矢状面连续扫查时宫体上部有间隙，表现为两个宫腔回声，宫体下部无异常。仅有一个宫颈、阴道回声。

② 完全双角子宫：宫腔低回声分隔在宫颈内口水平或以下，宫腔呈"V"字形。任意子宫体横切面上均可见两团子宫内膜回声；矢状面连续扫查时可见两个宫腔回声。宫颈多为正常形态，部分可有两个宫颈管。

（2）三维超声

① 宫底浆膜层中线部可见凹陷，深度＞10mm，两侧子宫角呈羊角状突出。

② 宫腔形态：不完全双角子宫呈"Y"字形，完全双角子宫呈"V"字形。内膜呈蝶翅样，双侧子宫角内膜顶点与宫腔底部最低点连线的夹角＞90°，两侧子宫角内膜顶点间距＞40mm。

典型的双角子宫超声声像见图 2-1-14、图 2-1-15。

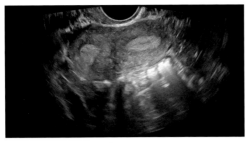

(A) 子宫横切面二维超声

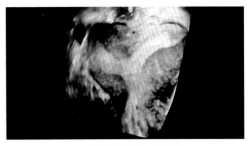

(B) 子宫冠状切面三维超声

图2-1-14 不完全双角子宫

（A）示子宫底部横径增宽，内可见两团子宫内膜回声。（B）示宫底浆膜层中线部凹陷，深约15mm；宫腔呈"Y"字形，双侧子宫角内膜顶点与宫腔底部最低点连线的夹角约为115°，两侧子宫角内膜顶点间距较宽，宽约68mm。超声提示：不完全双角子宫

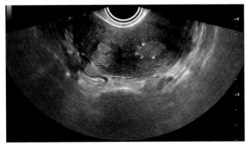

(A) 子宫横切面二维超声

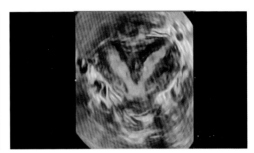

(B) 子宫冠状切面三维超声

图2-1-15 完全双角子宫

（A）示子宫底部横径增宽，内可见两团子宫内膜回声，左侧内膜可见散在点状强回声；（B）三维超声示宫底浆膜层中线部凹陷，深约21mm，宫腔呈"V"字形，内膜呈蝶翅样，双侧子宫角内膜顶点与宫腔底部最低点连线的夹角约为90°，两侧子宫角内膜顶点间距较宽，宽约57mm。超声提示：完全双角子宫

【鉴别诊断】

① 双子宫：见 2.1.5 双子宫的鉴别诊断内容。

② 纵隔子宫：双角子宫宫底部凹陷深度＞10mm，纵隔子宫宫底部正常或轻微凹陷，深度＜10mm；二者宫腔均可呈"Y"字形或"V"字形，但双侧子宫角内膜顶点与宫腔底部最低点连线的夹角，纵隔子宫＜90°，双角子宫＞90°。

③ 弓形子宫：不完全双角子宫需与弓形子宫鉴别。弓形子宫外形正常或宫底略凹陷呈弧形，深度＜10mm；不完全双角子宫宫底部可见凹陷，深度＞10mm，两侧子宫角呈羊角状突出。

【特别提示】

双角子宫患者大部分无自觉症状，常于体检时偶然发现。超声检查时应连续全面地扫查整个盆腔结构，分辨宫体、宫颈、阴道形态及数目，注意宫底横切面回声表现。

当显示子宫外形改变、宫底出现凹陷时，应注意双角子宫的诊断。

2.1.7　纵隔子宫

【临床特点】

纵隔子宫（septate uterus）是最常见的子宫畸形。纵隔子宫是胚胎发育过程中双侧副中肾管融合后纵隔吸收受阻所致，宫腔内留有嵴状隔板，由宫底到宫颈内口或以下者为完全纵隔子宫，止于宫颈内口以上部位者为不完全纵隔子宫。一般无症状，临床上易导致反复流产、早产、胎位异常、胎膜早破等不良妊娠结局。

【扫查要点与标准扫查手法】

详见 2.1.5 双子宫。

【切面显示】

纵隔子宫横切面和冠状切面超声见图 2-1-16。

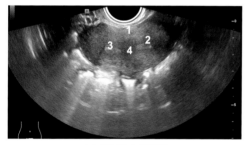

(A) 纵隔子宫横切面

1—子宫体；2—左侧子宫内膜；3—右侧子宫内膜；
4—纵隔

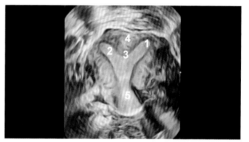

(B) 不完全纵隔子宫冠状切面

1—左侧子宫内膜；2—右侧子宫内膜；3—纵隔；
4—宫底；5—宫颈

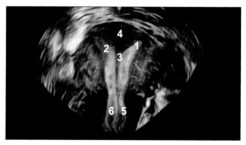

(C) 完全纵隔子宫冠状切面

1—左侧子宫内膜；2—右侧子宫内膜；3—纵隔；
4—宫底；5—左侧宫颈管；6—右侧宫颈管

图2-1-16　纵隔子宫超声切面

【超声诊断要点】

（1）二维超声　子宫外形正常或宫底略凹陷，深度＜10mm，横径稍增宽，宫腔中部可见回声较肌层稍低的纵隔，两侧各可见一梭形的内膜回声。

① 不完全纵隔子宫：宫腔呈"Y"字形，宫腔低回声隔在宫颈内口水平以上。子宫上部水平横切面可见两团子宫内膜回声，扫查逐渐接近宫颈内口时，原分离的两团内膜距离逐渐缩小直至合并，和正常的子宫横切面一致；矢状面连续扫查时宫体上部有间隙，表现为两个宫腔回声，宫体下部无异常。仅有一个宫颈、阴道回声。

② 完全纵隔子宫：宫腔呈"V"字形，宫腔低回声隔在宫颈内口水平或以下。子宫体横切面均可显示两团子宫内膜回声；纵切面连续扫查时可见两个宫腔回声。宫颈多为正常形态，部分可有两个宫颈管。

（2）三维超声

① 子宫外形正常或宫底略凹陷，深度＜10mm，横径稍增宽。

② 宫腔形态：不完全纵隔子宫呈"Y"字形，完全纵隔子宫呈"V"字形；双侧子宫角内膜顶点与宫腔底部最低点连线的夹角＜90°。

典型的纵隔子宫超声声像见图2-1-17、图2-1-18。

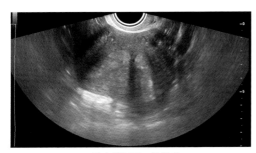
(A) 子宫横切面二维超声

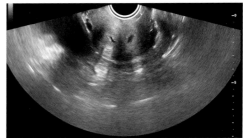
(B) 宫颈横切面二维超声

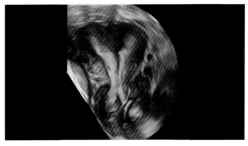
(C) 子宫冠状切面三维超声

图2-1-17　完全纵隔子宫

（A）示子宫底部稍增宽，内可见两梭形内膜回声；（B）示宫颈内可见两个宫颈管回声；（C）示子宫外形正常，宫腔呈"V"字形。超声提示：完全纵隔子宫

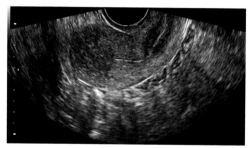
(A) 子宫矢状面二维超声

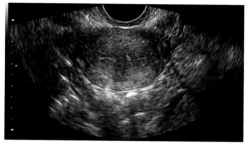
(B) 子宫横切面二维超声

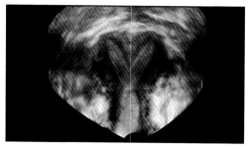
(C) 子宫冠状切面三维超声

图2-1-18　不完全纵隔子宫

（A）示宫腔中央内膜较短；（B）示子宫底部内可见两梭形内膜回声；（C）示子宫外形正常，宫腔呈"Y"字形。超声提示：不完全纵隔子宫

【鉴别诊断】

（1）双角子宫　见 2.1.6 双角子宫的鉴别诊断内容。

（2）弓形子宫　不完全纵隔子宫需与弓形子宫鉴别。双侧子宫角内膜顶点与宫腔底部最低点连线的夹角：弓形子宫＞ 90°，不完全纵隔子宫＜ 90°；两侧子宫角内膜顶点连线与宫腔底部最低点之间的距离：弓形子宫＜ 10mm，不完全纵隔子宫＞ 10mm。

【特别提示】

纵隔子宫目前存在多种诊断标准，但仍存在一定局限性，尚缺乏在不孕症及流产高风险或低风险人群中适用性评价的临床研究，而且诊断方法高度依赖三维超声，评估者对于三维超声的熟练程度不同可能造成诊断的差异性，影响诊断结果。

2.1.8　弓形子宫

【临床特点】

弓形子宫（arcuate uterus）是子宫底部未完全融合所致，子宫底部中央区肌层增厚，向宫腔轻微突出。弓形子宫一般被认为是一种正常变异，而不属于异常。患者一般无症状，不会增加妊娠流产或并发症的风险。

【扫查要点与标准扫查手法】

详见 2.1.5 双子宫。

【切面显示】

弓形子宫矢状面、横切面和冠状切面超声见图 2-1-19。

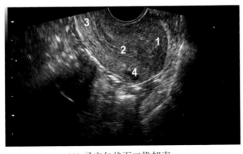

(A) 子宫矢状面二维超声

1—子宫体；2—子宫内膜；3—宫颈；4—肌瘤

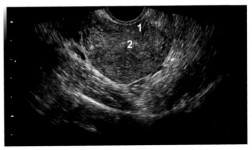

(B) 子宫横切面二维超声

1—子宫体；2—子宫内膜

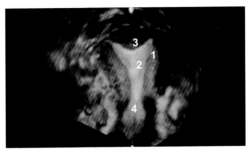

(C) 子宫冠状切面三维超声

1—子宫体；2—子宫内膜；3—宫底；4—宫颈

图2-1-19　弓形子宫超声切面

【超声诊断要点】

（1）二维超声　子宫外形正常或宫底略凹陷呈弧形，深度＜10mm，宫体稍增宽，宫底部中央区增厚肌层稍向宫腔突出，宫腔略呈"Y"字形，子宫下段宫腔及宫颈与正常子宫一致。

（2）三维超声

① 子宫外形正常或宫底略凹陷呈弧形，深度＜10mm，横径稍增宽。

② 宫腔形态：宫腔略呈"Y"字形，双侧子宫角内膜顶点与宫腔底部最低点连线的夹角＞90°，两侧子宫角内膜顶点连线与宫腔底部（内膜分叉处）最低点之间的距离＜10mm。典型的弓形子宫声像见图 2-1-20。

【鉴别诊断】

（1）双角子宫　见 2.1.6 双角子宫的鉴别诊断内容。

（2）不完全纵隔子宫　见 2.1.7 纵隔子宫的鉴别诊断内容。

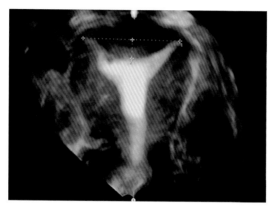

图2-1-20　弓形子宫三维超声

三维超声示子宫外形正常，宫腔略呈"Y"字形，双侧子宫角内膜顶点与宫腔底部最低点连线的夹角＞90°，两侧子宫角内膜顶点连线与宫腔底部最低点之间的距离为8mm。超声提示：弓形子宫

【特别提示】

目前临床上尚无统一的弓形子宫诊断标准，最为常用的是修改后的美国生殖协会先天性子宫畸形分类标准，也有医学会将弓形子宫归类为不完全纵隔子宫。二维超声在鉴别不完全双角子宫、不完全纵隔子宫及弓形子宫方面存在一定的困难，如宫底部凹陷的程度及内膜角度的测量，三维超声在这一方面具有不可替代的优势。

2.2　子宫肌层病变

2.2.1　子宫肌瘤

【临床特点】

子宫肌瘤（uterine myoma）是女性生殖器官中最常见的良性肿瘤，多发生于育龄期女性。子宫肌瘤大体标本为实性圆形结节，表面光滑，切面呈旋涡状。镜下可见平滑肌纤维及纤维结缔组织相互交叉形成旋涡样结构，瘤体周围肌组织受压形成假包膜且分布多支血管呈放射状进入瘤体内。当假包膜受压使得进入肌瘤内的血管减少时易出现退行性变。

绝大多数的子宫肌瘤位于宫体部，仅少数（4%～8%）生长在宫颈，且多在后唇。根据肌瘤在子宫体生长部位不同，主要分为三种类型：肌壁间肌瘤（最多见）、浆膜下肌瘤（包括阔韧带肌瘤）、黏膜下肌瘤（较少见）。子宫肌瘤常多发，各种类型的肌瘤均可同时出现。

子宫肌瘤的临床表现与肿瘤生长的部位、大小、生长速度及有无退行性变等有关。黏膜下肌瘤表现为经量增多、经期延长或阴道不规则出血，浆膜下肌瘤较大时可能出现盆腔压迫、疼痛，腹部可触及包块。部分肌瘤可致不孕，多为较大黏膜下肌瘤致宫腔变形而使受精卵着床受阻，或浆膜下肌瘤压迫输卵管使之迂曲所致，肌壁间肌瘤较大时也可压迫宫腔影响胎儿生长发育。部分患者可无症状，仅在体检时发现。

【扫查要点与标准扫查手法】

扫查要点：经腔内超声检查是诊断子宫肌瘤的首选方式，子宫或肌瘤体积过大时应联合经腹壁及经腔内超声扫查。扫查范围应包括整个子宫、双侧宫旁及盆腔。必要时调整探头频率或扫查深度等以清晰、完整地显示病变。

标准扫查手法：检查时先矢状面扫查子宫，再进行横切面扫查。扫查时注意观察子宫是否增大、形状是否不规则，观察肌瘤形态、数目、部位、大小、边界及内部回声，是否有液化、钙化以及周围有无压迫其他脏器等表现。通过多角度、多切面观察肌瘤与子宫内膜及浆膜相对的位置关系。三维超声成像是显示肌瘤与内膜及浆膜位置关系的最佳方法，有助于子宫肌瘤国际妇产科联盟（the Federation International of Gynecolog and Obstetrics，FIGO）的分型。

【切面显示】

子宫肌瘤矢状面和横切面超声见图2-2-1。

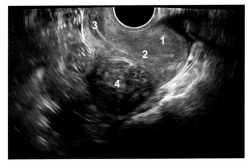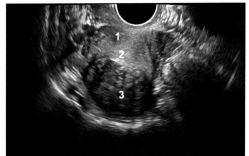

（A）子宫矢状面   （B）子宫横切面

1—子宫体；2—子宫内膜；3—宫颈；4—肌瘤   1—子宫体；2—子宫内膜；3—肌瘤

图2-2-1 子宫肌瘤超声切面

【超声诊断要点】

（1）子宫增大、形态失常 当肌瘤较小且位于肌壁间或黏膜下时，子宫大小可正常。浆膜下肌瘤、较大或数目较多的肌壁间肌瘤常导致子宫不规则增大，表面凹凸不平。较大的肌瘤可致子宫移位。

（2）宫内回声改变

① 肌壁间肌瘤：子宫肌层内异常回声结节，周围可见肌层包绕，多呈低回声，少

数呈高回声或等回声，瘤体与宫壁正常肌层之间界限清晰，较大的肌瘤后方回声可衰减（图2-2-2～图2-2-5）。

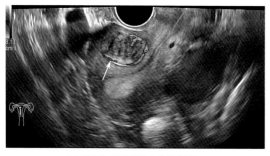 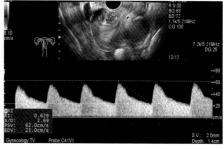

(A) 子宫矢状面彩色多普勒超声　　　　　(B) 子宫矢状面频谱多普勒超声

图2-2-2　肌壁间肌瘤（低回声）

（A）示子宫稍大，子宫前壁可见一个类圆形低回声团（→），边界清晰，内部回声不均匀，后方回声无明显变化；（B）示该低回声团周边可见环状分布血流信号，内部可见条状血流信号，测及动脉频谱（PSV：62cm/s，RI：0.63）。超声提示：子宫肌瘤声像（肌壁间）

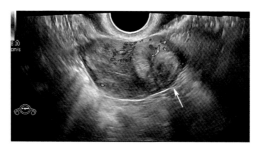

图2-2-3　肌壁间肌瘤（高回声）

彩色多普勒超声示子宫形态不规则，子宫左前壁可见一个类圆形高回声团（→），靠近并稍压迫左侧子宫角区，边界清晰，内部回声不均匀，后方回声无明显变化。CDFI示该高回声团周边及内部可见条状血流信号。超声提示：子宫肌瘤声像（肌壁间）

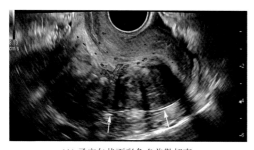 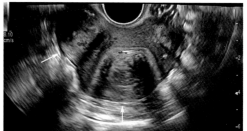

(A) 子宫矢状面彩色多普勒超声　　　　　(B) 子宫横切面彩色多普勒超声

图2-2-4　多发性子宫肌瘤

（A）、（B）示子宫增大，形态欠规则，子宫肌壁可见多个椭圆形低回声团（→），最大者位于右前壁，50%以上突向浆膜层，余位于肌壁间，边界清晰，内部回声稍欠均匀，部分可见后方回声衰减。CDFI示该低回声团周边可见半环状分布血流信号，内部可见小条状血流信号。超声提示：多发性子宫肌瘤声像（浆膜下及肌壁间）

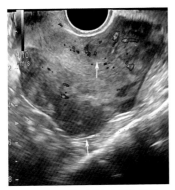
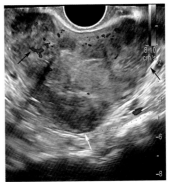

(A) 子宫矢状面彩色多普勒超声　　　　　(B) 子宫横切面彩色多普勒超声

图2-2-5　多发性子宫肌瘤

（A）、（B）示子宫增大，形态不规则，宫腔线欠清，子宫肌壁可见多个类椭圆形低回声团（→），部分位于肌壁间，部分向浆膜层突出，边界清晰，内部回声均。CDFI示低回声团周边可见条状、半环状分布血流信号，内部可见小条状血流信号。超声提示：多发性子宫肌瘤声像（浆膜下及肌壁间）

　　② 浆膜下肌瘤：子宫肌层内异常回声结节向浆膜层突出，使子宫变形，可完全突出宫体，或仅与宫体以一蒂相连，或向两侧突出形成阔韧带肌瘤（图2-2-6、图2-2-7）。

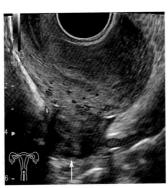
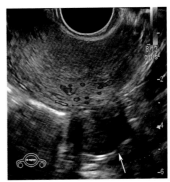

(A) 子宫矢状面彩色多普勒超声　　　　　(B) 子宫横切面彩色多普勒超声

图2-2-6　浆膜下肌瘤（低回声）

（A）、（B）示子宫增大，形态不规则，子宫前壁可见一个类圆形低回声团（→），向浆膜层突出，边界清晰，内部回声不均匀，可见侧壁声影，后方回声无明显变化。CDFI示低回声团周边可见条状血流信号，内部未见明显血流信号。超声提示：子宫肌瘤声像（浆膜下）

　　③ 黏膜下肌瘤：所在部位子宫内膜变形或缺损，内膜下肌层可见低回声结节突向宫腔，肌瘤完全突入宫腔时，宫腔内出现实性占位病变，肌瘤与宫腔内膜之间有裂隙，带蒂黏膜下肌瘤可突入宫颈管内，宫颈内口可见扩张，宫颈管内可见实性占位病变，仔细扫查可见其与子宫壁有蒂相连，宫腔形态可发生改变（图2-2-8、图2-2-9）。

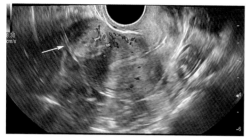
(A) 子宫矢状面彩色多普勒超声

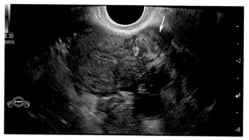
(B) 子宫横切面彩色多普勒超声

图2-2-7　浆膜下肌瘤（等回声）

（A）、（B）示子宫大小正常，形态不规则，子宫前壁可见一个类圆形等回声团（→），突向浆膜层，边界清晰，内部回声不均匀，后方回声无明显变化。CDFI示等回声团周边可见半环状分布血流信号，内部可见小条状血流信号。超声提示：子宫肌瘤声像（浆膜下）

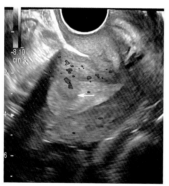
(A) 子宫矢状面彩色多普勒超声

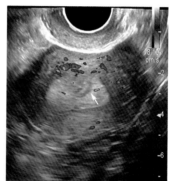
(B) 子宫横切面彩色多普勒超声

图2-2-8　黏膜下肌瘤（低回声）

（A）、（B）示子宫大小正常，形态规则，子宫前壁局部内膜缺损，可见一个类圆形低回声团（→），向宫腔突出，边界清晰，内部回声均匀，CDFI示低回声团可见条状血流信号自基底附着处肌层进入内部。超声提示：子宫肌瘤声像（黏膜下）。宫腔镜术后病理：子宫平滑肌瘤

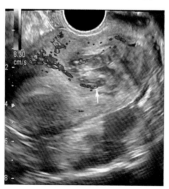
(A) 子宫矢状面彩色多普勒超声

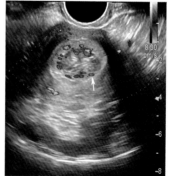
(B) 子宫横切面彩色多普勒超声

图2-2-9　黏膜下肌瘤脱入宫颈管内声像

（A）、（B）示子宫大小正常，子宫前壁下段局部子宫内膜缺损，可见一个长椭圆形低回声团（→），向宫腔下段内突入并至宫颈管内，边界欠清晰，内部回声不均匀。CDFI示低回声团可见条状血流信号自子宫前壁进入内部，低回声团周边可见环状血流信号。超声提示：黏膜下子宫肌瘤脱入宫颈管内声像。宫腔镜术后病理：子宫平滑肌瘤

（3）肌瘤发生变性 瘤体旋涡状结构消失，无明显声衰减，内部回声多样化。

① 囊性变：肌瘤内出现不均质、不规则的无回声区或低回声区（图2-2-10）。

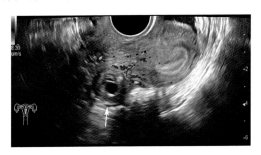

图2-2-10 子宫肌瘤合并囊性变

彩色多普勒超声示子宫形态不规则，子宫前壁可见一个类圆形低回声团（→），大部分突向浆膜层，边界清晰，内部回声不均匀，中央见无回声区，后方回声稍强。CDFI示低回声团周边可见条状彩色血流信号，内部未见明显血流信号。超声提示：浆膜下子宫肌瘤合并囊性变声像

② 红色变：肌瘤增大，内部回声偏低，呈细花纹状，无明显衰减，声像图不具特异性，需结合妊娠史、局部压痛判断。

③ 脂肪样变：肌瘤内可见均质或不均质高回声团。

④ 钙化：肌瘤内可见斑点状、团块状或环状强回声，后伴声影（图2-2-11）。

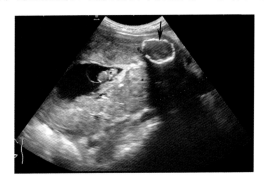

图2-2-11 子宫肌瘤合并钙化

二维超声示子宫增大，宫内妊娠，子宫前壁下段可见一个类圆形低回声团（→），边界清晰，内部回声不均匀，周边可见"蛋壳样"环状强回声，后伴声影。CDFI示低回声团周边及内部未见明显血流信号。超声提示：子宫肌瘤合并钙化声像

⑤ 肉瘤变：瘤体增大，边界不清，内部回声减低，杂乱不均，间有不规则低或无回声区。

⑥ 玻璃样变性：肌瘤声像改变无特异性，可表现为瘤内回声减低、不均匀。

（4）彩色多普勒 子宫肌瘤周边有假包膜，瘤周有较丰富环状或半环状血流信号，并呈分支状进入瘤体内部，瘤体内血流信号较子宫肌壁丰富。浆膜下肌瘤可显示来自子宫壁的血供。带蒂的黏膜下肌瘤蒂部可见血流。肌瘤周边和内部均可测及动脉性和

静脉性频谱，动脉血流阻力指数在 0.50 左右。绝经期后肌瘤血流信号可明显减少。

【鉴别诊断】

（1）黏膜下肌瘤与子宫内膜病变　突入宫腔的黏膜下肌瘤需与子宫内膜病变如子宫内膜息肉、子宫内膜增生、子宫内膜癌等鉴别。黏膜下肌瘤内膜基底层缺失或变形，多呈低回声，后方回声可有轻度衰减，无串珠征，彩色多普勒超声可见沿瘤体周缘环状分布的多支血管。子宫内膜息肉多呈高回声团，内膜基底层清晰，可见串珠征及血管蒂征（图 2-2-12）。子宫内膜增生则表现为整个子宫内膜增厚，内可见散在小无回声区，典型者呈蜂窝状。子宫内膜癌则内膜可增厚，内部回声不均，边界不清，血流信号丰富，血流阻力指数多低于 0.40（图 2-2-13）。

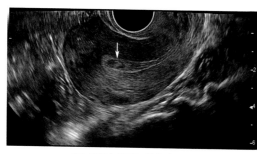

(A) 子宫矢状面二维超声　　　　　　　(B) 子宫矢状面彩色多普勒超声

图2-2-12　子宫内膜息肉（低回声）

（A）为经阴道超声子宫矢状面图像，示子宫内膜回声不均匀，宫腔内近左侧子宫角区见一个椭圆形低回声团（→），边界尚清，呈串珠征，内部回声均匀；（B）示低回声团蒂部可见小条状血流信号，测及动脉频谱（PSV：11cm/s，RI：0.54）。超声提示：宫腔内低回声团，符合子宫内膜息肉声像，需与黏膜下子宫肌瘤鉴别。宫腔镜术后病理：子宫内膜息肉

（2）浆膜下肌瘤或阔韧带肌瘤与卵巢肿瘤　检查时应从瘤体和子宫、卵巢的关系进行鉴别，观察肿物与子宫之间有无关联、活动度是否一致，判断肿物来自子宫还是卵巢。理论上卵巢肿瘤常探及不到正常同侧卵巢，而阔韧带肌瘤一般可探及同侧卵巢，但需注意绝经后卵巢萎缩或卵巢切除手术史，同时应排除肠气干扰或瘤体较大而遮挡卵巢使其难以显示的影响。若双侧正常卵巢显示清楚或肿物旁可见窦卵泡声像，则有助于诊断。彩色多普勒超声可观察瘤体血供，有助于判断瘤体来源（图 2-2-14、图 2-2-15）。

（3）肌壁间肌瘤与局限性子宫腺肌病　子宫腺肌病有渐进性痛经史，病灶无包膜，与周围肌层无界限，后方回声可见栅栏样声影，周边无环状血流，内部血流信号较正常肌层增多，呈散在分布（图 2-2-16）。肌壁间肌瘤病灶周围可见肌层包绕，多呈低回声，瘤体与宫壁正常肌层之间界限清晰（假包膜），彩色多普勒超声显示肌瘤周边有环状或半环状血流信号。

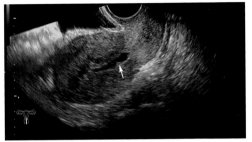
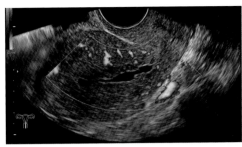

(A) 子宫矢状面二维超声 (B) 子宫矢状面彩色多普勒超声

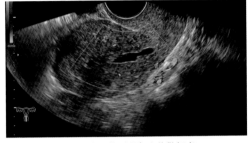
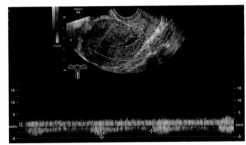

(C) 子宫矢状面彩色多普勒超声 (D) 子宫矢状面频谱多普勒超声

图2-2-13 子宫内膜癌

（A）示子宫内膜回声不均匀（→），前后壁厚薄不均，基底层与肌壁肌层分界不清，内膜黏膜面不光整，局部可见结节状低回声凸起，内部回声欠均匀，宫腔积液；（B）～（D）示内膜内可见小条状血流信号，测及动脉频谱（PSV：5cm/s，RI：0.50），子宫肌层近内膜区域血流信号较丰富。超声提示：子宫内膜回声改变，未除外子宫内膜恶性病变可能，建议进一步检查。宫腔积液。诊刮病理及子宫切除术后病理：子宫内膜癌

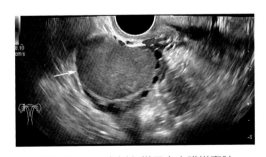

图2-2-14 右侧卵巢子宫内膜样囊肿

右侧卵巢可见一个类圆形低回声区（→），边界清楚，内部可见密集点状弱回声，低回声区周边可见窦卵泡声像。CDFI示低回声区周边及内部未见明显血流信号。超声提示：右侧卵巢子宫内膜样囊肿声像

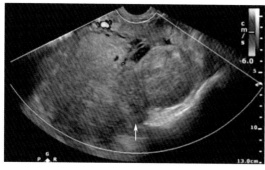
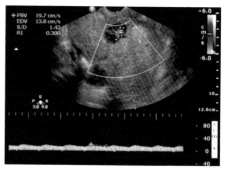

(A) 盆腔肿物彩色多普勒超声　　　　　　　(B) 盆腔肿物频谱多普勒超声

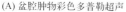

图2-2-15　左侧卵巢实性肿瘤声像（浆液性乳头状癌）

患者，60岁女性，左下腹隐痛2+周，发现盆腔包块10+天。（A）经阴道超声检查示：子宫萎缩，右侧卵巢轮廓显示欠清，左侧卵巢显示不清，子宫左侧可见一个不规则形实性为主混合回声团（→），范围约134mm×117mm，边界欠清，内部回声不均匀，内见液性暗区；（B）示混合回声团周边及内部见小条状血流信号，测及动脉频谱（PSV：20cm/s，RI：0.30）。超声提示：子宫左侧混合回声团，考虑为左侧卵巢癌声像。术后病理：右侧卵巢高级别浆液性乳头状癌

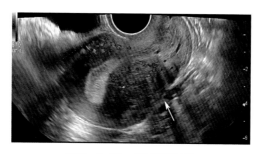

图2-2-16　子宫腺肌病

患者因渐进性痛经就诊。经阴道超声检查示子宫增大，形态饱满，宫壁光点分布不均匀，后壁不对称性增厚（→），后壁局部区域回声局限性减低，光点增粗，后方可见栅栏样声影。CDFI示子宫后壁局部回声减低区域可见散在点条状血流信号。超声提示：子宫后壁局限性腺肌病声像

【特别提示】

　　子宫肌瘤与子宫内膜及浆膜相对的位置关系对临床治疗方案的选择很重要，FIGO制定了子宫肌瘤新的分型方法，我国专家也比较认同此分型，并形成专家共识应用于临床中。该方法可精确指导临床进行最优治疗方案选择。超声医生应熟练掌握运用，该分类系统值得推广普及。

　　FIGO将子宫肌瘤分为9种不同的类型（图2-2-17）。

　　（1）0～2型　为传统分型中的子宫黏膜下肌瘤。

　　0型：完全位于宫腔内的黏膜下肌瘤。

　　1型：子宫肌瘤大部分位于宫腔内，位于肌壁间的部分≤50%。

2 型：子宫肌瘤大部分位于肌壁间，并向黏膜下突出，肌壁间的部分＞50%。

（2）3～5 型　为传统分型中的子宫肌壁间肌瘤。

3 型：子宫肌瘤完全位于肌壁间，但其位置紧贴黏膜层。

4 型：子宫肌瘤完全位于肌壁间，既不突向黏膜层，也不突向浆膜层。

5 型：子宫肌瘤突向浆膜层，但位于肌壁间部分≥50%。

（3）6～8 型　为传统分型中的子宫浆膜下肌瘤。

6 型：子宫肌瘤突向浆膜层，但位于肌壁间的部分＜50%。

7 型：带蒂的浆膜下子宫肌瘤。

8 型：其他类型的子宫肌瘤，如宫颈肌瘤、阔韧带肌瘤。

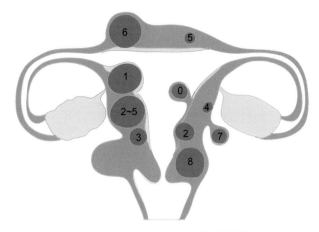

图2-2-17　FIGO子宫肌瘤分型

2.2.2　子宫腺肌病

【临床特点】

　　子宫腺肌病（adenomyosis）是指子宫内膜组织异位到子宫肌层，子宫肌层中内膜腺体以及间质集聚，并保持周期性增生、剥脱、出血等功能性改变，导致周围子宫肌层增厚引起相应的症状。本病好发于育龄妇女，发病率为7%～23%。根据病理特点，子宫腺肌病分为弥漫型子宫腺肌病和局限型子宫腺肌病。弥漫型子宫腺肌病累及子宫肌壁甚至整个子宫体。局限型子宫腺肌病病变在肌层的某一区域，类似于子宫肌瘤，又称之为子宫腺肌瘤。主要临床症状为继发性痛经伴进行性加重、月经量增多、经期延长、子宫增大及生育力低下，子宫增大压迫邻近器官时可引起其他相关症状，病程较长的可出现贫血症状。妇科检查触及子宫呈球形增大，或有局限型结节隆起，活动度差，质地硬且有压痛，经期压痛更明显。

【扫查要点与标准扫查手法】

　　扫查要点：详见 2.2.1 子宫肌瘤。

标准扫查手法：基本手法同 2.2.1 子宫肌瘤。另外，扫查时注意观察子宫是否增大、肌壁有无增厚、内部回声有无改变、有无合并子宫肌瘤。注意观察卵巢是否有子宫内膜样囊肿，子宫浆膜层（尤其后壁）、直肠子宫陷凹、膀胱子宫陷凹、膀胱、直肠前壁等是否有内膜异位灶。

【切面显示】

子宫腺肌病矢状面和横切面超声见图 2-2-18。

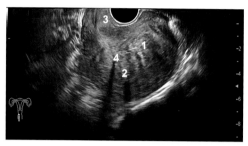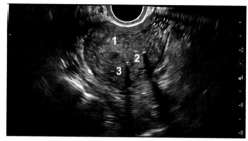

(A) 子宫矢状面	(B) 子宫横切面
1—子宫体（后壁肌层增厚，呈栅栏样衰减）； 2—内膜；3—宫颈；4—节育器	1—子宫体（后壁肌层增厚，呈栅栏样衰减）； 2—内膜；3—节育器

图2-2-18　子宫腺肌病超声切面

【超声诊断要点】

① 子宫增大，形态饱满。弥漫型子宫腺肌病表现为子宫前后壁肌层不对称性增厚，少数可呈均匀性增厚，以子宫后壁多见，前壁较少见，子宫角部或近宫颈处罕见（图 2-2-19 ～图 2-2-21）。局限型子宫腺肌病表现为子宫肌壁局部增厚，局部回声增粗，宫壁光点分布不均匀，与正常子宫肌层无明显分界（图 2-2-22）。

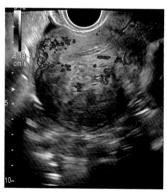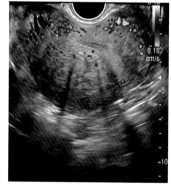

(A) 子宫矢状面彩色多普勒超声　　(B) 子宫横切面彩色多普勒超声

图2-2-19　子宫腺肌病（弥漫型）（一）

（A）、（B）示子宫增大，形如球状，肌层不对称性增厚，以后壁明显，宫壁光点分布不均匀，光点增粗，内见散在多个微小囊腔，后方呈栅栏状衰减。子宫结合带增厚，难以分辨。CDFI示宫壁可见散在点状血流信号。超声提示：弥漫型子宫腺肌病声像

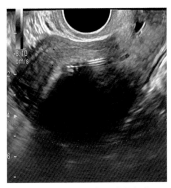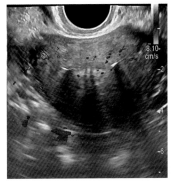

(A) 子宫矢状面彩色多普勒超声　　　　(B) 子宫横切面彩色多普勒超声

图2-2-20　子宫腺肌病（弥漫型）（二）

（A）、（B）示子宫增大，形如球状，肌层不对称性增厚，以后壁明显，后壁宫壁光点分布不均匀，光点增粗，后方呈栅栏状衰减。子宫结合带欠清，宫腔内可见曼月乐节育环，位置正常。CDFI示宫壁少许散在点状血流信号。超声提示：弥漫型子宫腺肌病声像。宫内节育环位置正常

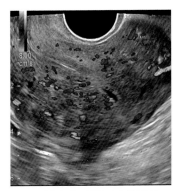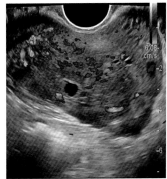

(A) 子宫矢状面彩色多普勒超声　　　　(B) 子宫横切面彩色多普勒超声

图2-2-21　子宫腺肌病（弥漫型）（三）

（A）、（B）示子宫增大，形如球状，肌层对称性增厚，宫壁光点分布不均匀，光点增粗，内见散在多个大小不一囊腔，后方呈栅栏状衰减。子宫结合带增厚，局部中断。CDFI示宫壁可见较丰富点条状血流信号。超声提示：弥漫型子宫腺肌病声像

　　② 受累子宫肌层回声增粗，分布不均匀，后方出现栅栏样声影（图 2-2-23、图 2-2-24），部分受累肌层内可见直径 1 ～ 5mm 的微小囊腔（积血腔），呈无回声或低回声，为子宫腺肌病的特异性超声表现。子宫内膜下方点状或短线回声。

　　③ 子宫结合带（子宫内膜肌层交界区）增厚、不规则、中断或界限不清难以分辨。

　　④ 彩色多普勒超声：病灶内血流信号较正常肌层增多，呈散在点条状分布，由于本病常伴后方栅栏样衰减，血流信号有时不易显示。

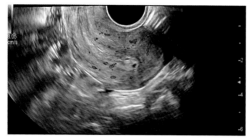

(A) 子宫矢状面彩色多普勒超声

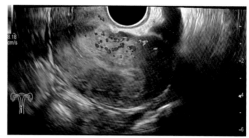

(B) 子宫矢状面彩色多普勒超声

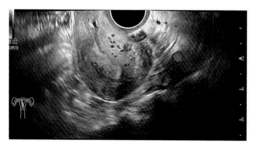

(C) 子宫矢状面彩色多普勒超声

图2-2-22　子宫内膜异位灶（局限型子宫腺肌病）

（A）～（C）示子宫增大，宫壁光点分布欠均匀，局部光点增粗，后壁中下段浆膜层表面可见多个椭圆形低回声团，边界尚清，向浆膜表面隆起，内部回声不均匀，可见栅栏样衰减。CDFI示后壁中下段浆膜层低回声团周边可见丰富短线状血流信号，内部未见明显血流信号。超声提示：子宫后壁中下段浆膜层表面低回声团，考虑为子宫内膜异位灶可能

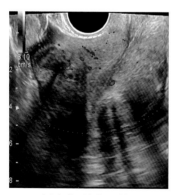

(A) 子宫矢状面彩色多普勒超声

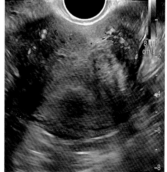

(B) 子宫横切面彩色多普勒超声

图2-2-23　子宫腺肌病合并多发性腺肌瘤（一）

（A）、（B）示子宫增大，肌层不对称性增厚，以前壁明显，宫壁光点分布不均匀，光点增粗，后方呈栅栏状衰减，宫壁可见多个类圆形低回声团，边界欠清，后方可见栅栏状衰减。CDFI示宫壁可见散在短线状血流信号。超声提示：子宫腺肌病合并多发性腺肌瘤声像

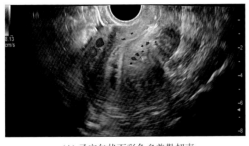 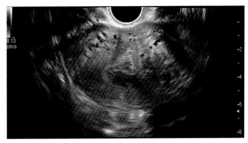

(A) 子宫矢状面彩色多普勒超声　　　　　　　　(B) 子宫横切面彩色多普勒超声

图2-2-24　子宫腺肌病合并多发性腺肌瘤（二）

（A）、（B）示子宫增大，肌层不对称性增厚，以后壁明显，宫壁光点分布不均匀，光点增粗，后方呈栅栏状衰减，宫壁可见多个类圆形低回声团，边界欠清，后方可见栅栏状衰减。子宫结合带不规则增厚，回声增强，宫腔内可见液性暗区。CDFI示宫壁可见散在短线状血流信号。超声提示：子宫腺肌病合并多发性腺肌瘤声像，宫腔积液声像

【鉴别诊断】

（1）子宫肌瘤　肌瘤周边有假包膜，边界清晰，彩色多普勒超声可见包绕血流信号（图 2-2-25）。子宫腺肌病与周围肌层之间没有假包膜，边界欠清，无明显包膜，血管化在整个病变内是弥漫性的，彩色多普勒超声可见散在分布点条状血流信号。

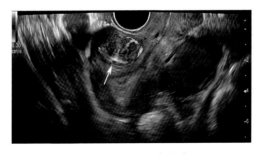

图2-2-25　子宫肌瘤

彩色多普勒超声示子宫前壁可见一个类圆形低回声团（→），边界清晰，回声尚均匀，低回声团周边可见环状分布血流信号，内部可见条状血流信号。超声提示：子宫肌瘤

（2）子宫肥大症　多见于生育后尤其多次妊娠女性，无痛经史，子宫均匀增大，肌层回声分布均匀，无明显栅栏样衰减，子宫结合带回声正常。

【特别提示】

① 检查时应注意询问病史，尤其是进行性痛经史，注意观察子宫大小、形态，以及肌层回声和病变范围。大部分子宫腺肌病患者合并其他部位子宫内膜异位，如卵巢子宫内膜样囊肿，以及子宫浆膜层（尤其后壁）、直肠子宫陷凹、膀胱子宫陷凹、膀胱、直肠前壁内膜异位灶，扫查时需多切面多角度观察。

② 临床上对部分子宫腺肌病患者采用放置曼月乐节育器，或放置曼月乐节育器联合药物治疗的方法，并达到较好的治疗效果。宫腔较大者为避免曼月乐环脱落会联合其他节育器一起放置，力求使节育器固定在宫腔，检查时应注意观察两个节育器的位置。子宫腺肌病合并子宫腺肌瘤者宫腔容易受压变形，导致曼月乐环不容易显示，检查时应注意询问病史，仔细扫查节育器位置。

2.2.3　子宫肉瘤

【临床特点】

子宫肉瘤是指来源于间叶组织的子宫原发性恶性肿瘤，主要包括子宫的平滑肌肉瘤、子宫内膜间质肉瘤、未分化子宫内膜肉瘤以及少见的横纹肌肉瘤、子宫恶性血管周上皮样细胞肿瘤和神经营养酪氨酸受体激酶重排的子宫肉瘤等，以平滑肌肉瘤最多见，且多来源于子宫平滑肌瘤的恶变。子宫肉瘤多见于围绝经期妇女，约占所有女性生殖道恶性肿瘤的1%，占子宫体恶性肿瘤的3%～7%。子宫肉瘤组织类型复杂，总体预后较差。子宫肉瘤的临床表现主要为阴道不规则出血或脓性分泌物，由于肉瘤体积常较大且生长迅速，下腹部多触及肿物，肿物压迫周围组织或脏器时有相应压迫症状，如腹痛等。

【扫查要点与标准扫查手法】

扫查要点与标准扫查方法详见2.2.1子宫肌瘤。

【切面显示】

子宫肉瘤矢状面和横切面超声见图2-2-26。

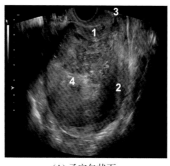 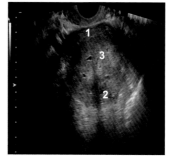

(A) 子宫矢状面　　　　　　　　　(B) 子宫横切面
1—子宫肌层（受压变薄）；2—子宫内膜　1—子宫肌层（受压变薄）；2—子宫
（受压后移）；3—宫颈；4—子宫肉瘤　内膜（受压后移）；3—子宫肉瘤

图2-2-26　子宫肉瘤超声切面

【超声诊断要点】

① 子宫肉瘤可多发，但以单发为主（50%～75%），子宫可不规则增大。

② 典型的子宫肉瘤边界模糊不清，但组织高分化、临床分期好、病变小的子宫肉

瘤边界可较清晰。

③ 子宫肉瘤形态一般不规则。

④ 肿块内部可呈低回声、等回声及旋涡状回声，或内部呈囊实性混合回声、蜂窝状回声。

⑤ 彩色多普勒超声：病灶内部血流信号丰富，分布紊乱，动脉频谱呈高速低阻型（RI 常小于 0.4）。

⑥ 子宫内膜间质肉瘤呈不规则结节样生长，侵袭至子宫内膜、肌层或两者都被侵袭。大小是可变的，但大多数为 5 ～ 10cm。

⑦ 未分化子宫内膜肉瘤为质软息肉样肿瘤，突入子宫内膜并侵犯子宫内膜下肌层，出血和坏死较常见。

典型子宫肉瘤声像见图 2-2-27。

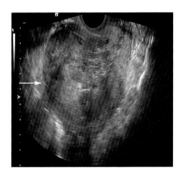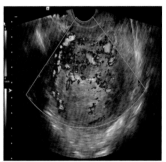

(A) 子宫矢状面二维超声　　　　　(B) 子宫横切面彩色多普勒超声

图2-2-27　子宫肉瘤

（A）示子宫增大，形态饱满，内膜模糊不清，宫腔内见不规则形低回声团（→），与前壁肌层分界不清；（B）示低回声团周边及内部血流信号丰富，分布紊乱。超声提示：宫腔内低回声团，与前壁肌层分界不清，考虑为恶性病变可能。术后病理：子宫内膜肉瘤

【鉴别诊断】

（1）子宫肌瘤　子宫肌瘤的发生部位、临床表现类似于肉瘤，但肌瘤一般多发，声像图表现为边界清晰、形态规则（呈球形或椭圆形）、内部呈旋涡状低回声，当肌瘤出现囊性变时呈混合回声，脂肪变时呈稍高回声。彩色多普勒超声对两者的鉴别诊断也有较高的临床价值，肌瘤周边探及环形或半环形血流信号，而肉瘤内部血流信号丰富且混杂。但部分组织学分化较好的子宫肉瘤与不典型子宫肌瘤的超声征象不易鉴别，均可表现为病灶边界尚清、血流信号丰富，需结合病史、MRI 检查和诊刮等作出判断（图 2-2-28）。

（2）子宫内膜癌　子宫内膜癌多发生在内膜层，内膜弥漫性或局灶性增厚，回声不均匀，中等略偏强，与肌层界限欠清，彩色多普勒超声显示内膜血流信号丰富，血管走行杂乱，血流阻力指数多低于 0.50。子宫肉瘤多发生于肌层，当肉瘤发生在内膜层如子宫内膜间质肉瘤时则不易与子宫内膜癌鉴别，此时应依赖病理诊断（图 2-2-29）。

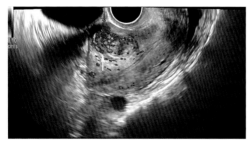

(A) 子宫肌瘤二维超声

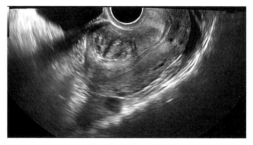

(B) 子宫肌瘤彩色多普勒超声

图2-2-28　子宫肌瘤

（A）示子宫前壁见一个椭圆形低回声团（→），边界清晰，内部回声欠均匀；（B）示宫壁低回声团周边
见半环状血流信号，内部见小条状血流信号。超声提示：子宫肌瘤声像。病理：子宫肌瘤

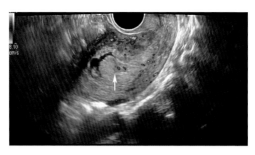

图2-2-29　子宫内膜癌

彩色多普勒超声示子宫内膜明显增厚（→），厚约20mm，与肌壁分界欠清，回声不均匀，内见液性暗区。
CDFI示子宫内膜内部见小条状血流信号。超声提示：子宫内膜回声改变，考虑为子宫内膜癌可能。病理：子
宫内膜腺癌

（3）子宫腺肌病　部分局限型子宫腺肌病的二维声像图类似于子宫肉瘤，但子宫
腺肌病的病灶内部一般血流信号不丰富且规则，结合患者进行性痛经史、血CA125升
高等临床表现有助于两者的鉴别（图2-2-30）。

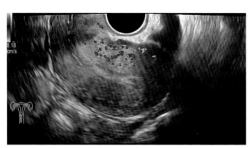

(A) 子宫矢状面彩色多普勒超声

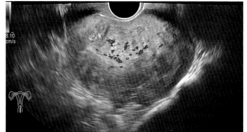

(B) 子宫横切面彩色多普勒超声

图2-2-30　子宫腺肌病（经阴道超声）

（A）、（B）示子宫后壁肌层增厚，肌层回声增粗，可见局限性中低回声团，边界欠清，内部回声欠均匀，
CDFI示子宫后壁可见散在小条状血流信号。超声诊断：子宫后壁回声改变，考虑为局限型子宫腺肌病声像

（4）动静脉瘘 受累肌层回声不均匀，见多发管状无回声区，似网格状，部分表现为受累肌层内低回声区伴多发无回声小囊，类似子宫肌瘤囊性变。多普勒超声显示无回声区或低回声区内血流信号丰富，多切面扫查可见连续管状结构为交通的动静脉，频谱为高速低阻型，静脉频谱波形出现动脉化。

【特别提示】

常规二维超声对子宫肉瘤的诊断无特异性且术前诊断率低，易与子宫肌瘤、子宫内膜癌混淆，需要手术病理确诊。随着新技术的发展，超声造影在子宫肌层肿瘤的鉴别诊断中发挥着重要作用。研究发现，子宫肉瘤主要表现为与肌层同步的不均匀高增强，内部出现大片无增强区域，后期病灶区域造影剂无明显消退。这与子宫肌瘤的血流灌注特点有明显区别：子宫肌瘤于增强早期表现为肿块周边血管首先灌注呈环状高增强，后呈分枝状进入肿块内部，继而整个肿块呈均匀或不均匀等增强，变性区域则无增强；增强晚期表现为周边环状高增强，内部低增强，边界清晰。

2.2.4 子宫壁囊性病变

【临床特点】

子宫壁囊性病变是较少见的子宫壁疾病，分为先天性子宫壁囊性病变及获得性子宫壁囊性病变。先天性子宫壁囊性病变系中肾管、副中肾管残留部分液体潴留而形成。获得性子宫壁囊性病变常见的有子宫肌瘤囊性变、子宫腺肌病性囊肿及慢性炎症积液性囊肿等。患者多仅在超声扫查时发现，无明显不适症状。

【扫查要点与标准扫查手法】

扫查要点与标准扫查方法详见 2.2.1 子宫肌瘤。

【切面显示】

子宫壁囊性病变矢状面和横切面超声见图 2-2-31。

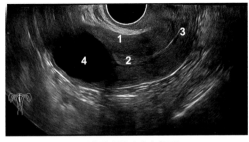 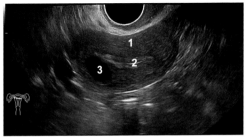

(A) 子宫壁囊性病变矢状面	(B) 子宫壁囊性病变横切面
1—子宫体；2—子宫内膜；3—子宫颈；4—宫壁囊性病变	1—子宫体；2—子宫内膜；3—宫壁囊性病变

图2-2-31 子宫壁囊性病变超声切面

【超声诊断要点】

① 子宫肌层内椭圆形或类圆形无回声区，部分内可见弱回声，边界清晰，透声可，后方回声增强。

② 无回声区周围可见子宫正常肌层环绕。

③ 彩色多普勒：无回声区周边及内部未见明显血流信号。

子宫壁囊性病变典型声像见图2-2-32。

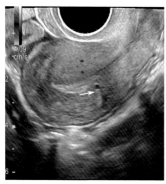 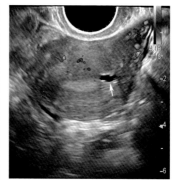

(A) 子宫矢状面彩色多普勒超声　　　　(B) 子宫横切面彩色多普勒超声

图2-2-32　子宫壁囊性病变（经阴道超声）

（A）、（B）示子宫后壁肌层内见一类圆形无回声区（→），边界清晰，壁薄光滑，透声可，后方回声增强。CDFI示无回声区周边及内部未见血流信号。超声提示：子宫后壁肌层无回声区，考虑为子宫壁囊性病变

【鉴别诊断】

先天性子宫壁囊性病变与获得性子宫壁囊性病变的鉴别：先天性子宫壁囊性病变系中肾管、副中肾管残留部分液体潴留而形成，囊壁薄而光滑，囊肿周边及内部均无血流信号。而获得性子宫壁囊性病变如子宫肌瘤囊性病变及子宫腺肌病性囊性病变表现为变性区呈大小不等的低、无回声囊腔，囊腔周边有少量血流信号（图2-2-33）。单纯结合超声图像不易区分先天性子宫壁囊性病变与获得性子宫壁囊性病变，金标准为病理检查。

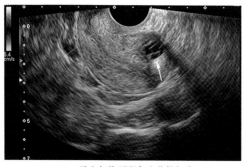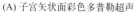 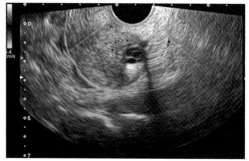

(A) 子宫矢状面彩色多普勒超声　　　　(B) 子宫横切面彩色多普勒超声

图2-2-33　子宫肌瘤囊性变

子宫后壁可见一个类圆形囊实性混合混合回声团（→），边界尚清，内部回声不均匀，内见散在液性暗区。CDFI示混合回声团周边可见点状血流信号，内部未见明显血流信号。超声提示：子宫肌瘤合并囊性变。病理：子宫肌瘤合并变性

【特别提示】

鉴别获得性子宫壁囊性病变时需仔细询问病史，如子宫腺肌病性囊肿伴有弥漫性或局部子宫腺肌病声像，临床上常伴有痛经、月经量多等较明显的症状。

2.2.5 子宫动静脉畸形

【临床特点】

子宫动静脉畸形（arteriovenous malformation）是一种少见的子宫出血性病变，分为先天性和获得性。先天性子宫动静脉畸形是由胚胎时期中胚层原始血管发育不良所致。获得性子宫动静脉畸形多继发于剖宫产、刮宫或绒毛膜癌等，是由于创伤和恶性肿瘤所致动静脉异常交通而致。病变主要累及肌层及内膜层，累及浆膜层的较少见。临床多表现为间歇性阴道出血、下腹痛等。病灶位置不同则症状各异，如在子宫下段及浆膜层的动静脉畸形更容易出现大出血，甚至休克。

【扫查要点与标准扫查手法】

扫查要点与标准扫查方法详见 2.2.1 子宫肌瘤。另外，确定病变范围后，应使用多普勒超声记录病变区域血流特点，如频谱形态、收缩期峰值血流速度和阻力指数等。

【切面显示】

子宫动静脉畸形子宫矢状面超声见图 2-2-34。

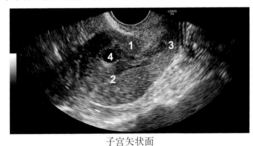

子宫矢状面

图2-2-34 子宫动静脉畸形超声切面

1—子宫体；2—子宫内膜；3—宫颈；4—动静脉畸形

【超声诊断要点】

① 子宫大小正常或增大，形态饱满，子宫局部肌层增厚。

② 子宫肌壁内可见弥漫或局限分布的蜂窝状无回声区，不同切面显示无回声区呈管状结构。累及内膜或病变靠近内膜时，无回声区边界欠清。

③ 彩色多普勒：病变区域无回声区周边及内部有丰富的红蓝相间的血流信号，呈"马赛克"样；呈高速低阻血流频谱，高速指病灶内湍流流速明显高于病灶周围血管，低阻指特征性高舒张期流速、阻力指数低。典型者多普勒流速曲线不平滑、呈毛刺状，频窗消失，静脉血流呈动脉化样表现（图 2-2-35）。

④ 部分可伴有盆腔静脉迂曲扩张。

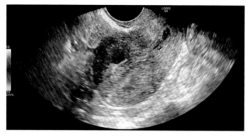
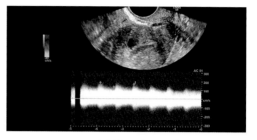

(A) 子宫矢状面彩色多普勒超声   (B) 子宫横切面频谱多普勒超声

图2-2-35 子宫动静脉畸形

（A）示子宫前壁无回声区周边及内部可见丰富彩色血流信号；（B）示无回声区周边及内部测及动脉血流频谱（PSV：190cm/s，RI：0.39）

【鉴别诊断】

（1）子宫绒毛膜癌 子宫增大，外形多不规则，宫壁回声不均匀，可见实性或混合回声团。当侵蚀浆膜层时发生子宫穿孔，子宫浆膜线不连续；侵入宫旁时，表现为附件区异常回声团，常伴有卵巢黄素化囊肿。彩色多普勒超声显示病变处血流异常丰富，测得低阻力血流频谱，RI<0.4。子宫绒毛膜癌常常侵蚀子宫血管，可引起继发性动静脉畸形，结合血 HCG 可做出鉴别诊断。但血 HCG 不增高的滋养细胞肿瘤如胎盘部位滋养细胞肿瘤与子宫动静脉畸形的鉴别诊断困难（图 2-2-36）。

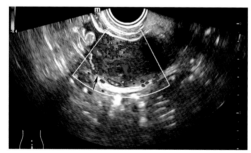
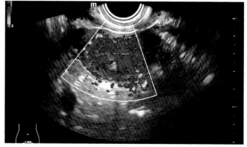

(A) 子宫矢状面彩色多普勒超声   (B) 子宫横切面彩色多普勒超声

图2-2-36 子宫绒毛膜癌

（A）、（B）示子宫可见一个椭圆形混合回声团（→），边界欠清，内部回声不均匀，内见散在液性暗区。CDFI示混合回声团周边可见丰富条状血流信号，内部未见明显血流信号。超声提示：子宫绒毛膜癌

（2）子宫肉瘤 为肌壁实性占位性病变，边界模糊不清，形态不规整，肿块内部呈低回声、等回声及旋涡状回声，彩色多普勒超声显示病灶内部血流信号丰富、分布紊乱，动脉频谱呈高速低阻型（RI 常小于 0.4）。当肉瘤内部呈囊实性混合回声或蜂窝状回声时与子宫壁动静脉畸形在二维超声上不易区分，且两者均有低阻力型血流频谱，但子宫壁动静脉畸形多发管状结构更明显，血流沿着血管走行更加规则，子宫肉瘤血

流则多混杂紊乱。

【特别提示】

滋养细胞肿瘤多出现在流产后、刮宫术后等，常常侵蚀子宫血管引起继发性子宫壁动静脉畸形，因此有妊娠史的患者诊断子宫壁动静脉畸形时应密切随访患者血HCG水平，以免延误恶性肿瘤治疗的时机。

2.3 宫腔病变

2.3.1 子宫内膜增生

【临床特点】

子宫内膜增生（endometrial hyperplasia）是由于大量雌激素刺激导致子宫内膜增生程度超出正常增生范围的病理改变，多见于青春期和更年期。其病理表现为内膜腺体不规则增殖，同时伴有腺体/间质比例的增加。根据子宫内膜增殖程度的不同，将其分为单纯型子宫内膜增生、复杂型子宫内膜增生和不典型子宫内膜增生。一般认为不典型增生与子宫内膜癌有明显相关性，属于癌前病变。最常见的临床表现为异常子宫出血，主要症状为月经不规则、经期延长、月经量过多、雌激素补充治疗中无规律的出血以及绝经后子宫出血等。

【扫查要点与标准扫查手法】

扫查要点及标准扫查手法详见2.2.1子宫肌瘤。另外，观察宫腔线是否清晰、内膜基底层分界是否清晰、内膜回声是否均匀，在正中矢状切面测量子宫内膜厚度。彩色多普勒观察内膜血流信号情况。

【切面显示】

子宫内膜增生矢状面和横切面超声见图2-3-1。

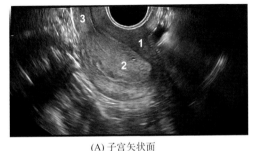
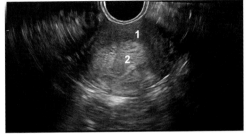

(A) 子宫矢状面　　　　　　　　　　　　　　　　(B) 子宫横切面

1—子宫体；2—子宫内膜（增厚）；3—子宫颈　　　　　1—子宫体；2—子宫内膜（增厚）

图2-3-1　子宫内膜增生超声切面

【超声诊断要点】

（1）子宫内膜厚度　大部分子宫内膜增生患者超声表现为子宫内膜增厚，绝经前妇女子宫内膜厚度超过15mm，绝经期妇女子宫内膜厚度超过5mm，部分子宫内膜增生患者子宫内膜可不增厚。子宫增大或大小正常，肌层回声正常。

（2）子宫内膜回声　子宫内膜可以呈弥漫性增厚或者局灶性增厚，局灶性增厚表现类似息肉样增生。

① 单纯型子宫内膜增生：内膜回声多呈均匀高回声，在子宫矢状面上呈梭形（图2-3-2）。

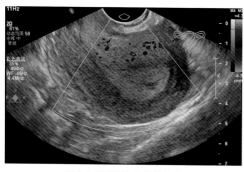 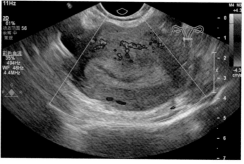

(A) 子宫矢状面彩色多普勒超声　　　　　　　　(B) 子宫横切面彩色多普勒超声

图2-3-2　单纯型子宫内膜增生

患者28岁，月经量多，月经周期第15天。（A）、（B）示子宫内膜增厚，厚约16mm，呈均匀高回声，内膜基底层与子宫肌层分界清晰。CDFI示子宫内膜内未见明显血流信号。超声提示：子宫内膜增厚。诊断性刮宫病理：单纯型子宫内膜增生

② 复杂型子宫内膜增生：内膜内散在小囊状或筛孔状无回声暗区，暗区可大小相等、排列整齐，亦可大小不等、分布不均，呈蜂窝状（图2-3-3）。

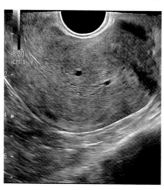 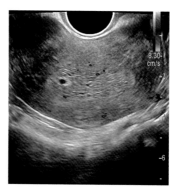

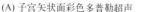

(A) 子宫矢状面彩色多普勒超声　　　　　　　　(B) 子宫横切面彩色多普勒超声

图2-3-3　复杂型子宫内膜增生

患者33岁，阴道不规则出血10余天。（A）、（B）示子宫内膜增厚，厚约18mm，回声不均匀，内见多个大小不等无回声区，呈蜂窝状，内膜基底层与子宫肌层分界尚清晰。CDFI示子宫内膜内可见少许点状血流信号。超声提示：子宫内膜增厚，呈蜂窝状，考虑为囊腺型增生可能。诊断性刮宫病理：复杂型子宫内膜增生

③ 不典型子宫内膜增生：内膜回声不均匀，可见斑片状高回声和低回声相间（图2-3-4）。

（3）内膜基底层回声　内膜基底层与子宫肌层分界清晰，内膜周边有时可见低回声晕，是内膜与肌层的结合带。

（4）滤泡囊肿　多数伴有单侧或双侧卵巢内滤泡囊肿。

（5）多普勒超声　单纯型子宫内膜增生内膜多未见明显彩色血流信号，或偶见星点状血流信号，难以测及频谱；复杂型或不典型子宫内膜增生内膜血流信号增多，可测及中等阻力动脉频谱。

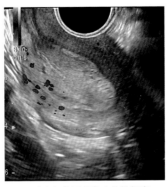 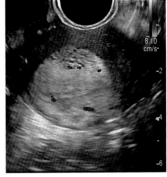

(A) 子宫矢状面彩色多普勒超声　　　　(B) 子宫横切面彩色多普勒超声

图2-3-4　不典型子宫内膜增生

患者32岁，月经量增多3个月，不规则出血20余天，贫血貌。（A）、（B）示子宫内膜增厚，厚约23mm，回声不均匀。CDFI示子宫内膜内可见散在点条状血流信号。超声提示：子宫内膜增厚，内膜回声不均匀。诊断性刮宫病理：不典型子宫内膜增生

【鉴别诊断】

（1）子宫内膜息肉　子宫内膜增生多表现为内膜回声不均匀，局灶性增生呈片状高回声时需与子宫内膜息肉鉴别，其与内膜分界欠清，彩色多普勒超声未见明显血流信号或偶见少量点状血流信号。子宫内膜息肉表现为宫腔内椭圆形、乳头状或水滴状高回声团，有占位感，与内膜分界清晰，彩色多普勒超声显示内膜息肉蒂部血流信号（图2-3-5）。

（2）子宫内膜癌　子宫内膜增生多见于青春期和更年期妇女，内膜基底线清晰，不典型子宫内膜增生内膜血流信号增多，需与子宫内膜癌鉴别。子宫内膜癌多见于绝经后妇女，内膜弥漫性或局灶性增厚，回声不均匀，内膜基底线模糊，结合带模糊、中断或消失，累及肌层时内膜与肌层分界不清；彩色多普勒超声显示多病灶内及受累肌层血流信号丰富，血管走行杂乱，阻力指数偏低（RI<0.50）。早期子宫内膜癌内膜回声不均匀，基底线尚清晰，内部血流信号欠丰富时，需与子宫内膜增生鉴别（见图2-3-6）。

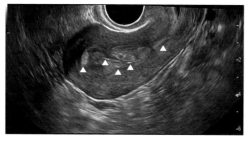
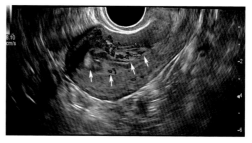

(A) 子宫矢状面二维超声　　　　　　　　　　(B) 子宫矢状面彩色多普勒超声

图2-3-5　子宫内膜多发息肉

患者31岁，月经延长，月经量增多，月经周期第10天。（A）示子宫内膜增厚，厚约19mm，回声不均匀，可见多个椭圆形高回声团（▲），边界清晰，内部回声尚均匀；（B）示宫腔内高回声团（→）蒂部见条状血流信号。超声提示：子宫内膜多发息肉。病理：子宫内膜息肉

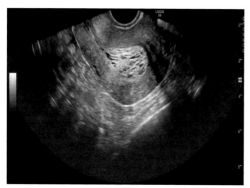
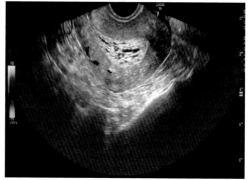

(A) 子宫矢状面二维超声　　　　　　　　　　(B) 子宫矢状面彩色多普勒超声

图2-3-6　子宫内膜癌

患者45岁，月经量增多、月经不规则半年，不规则出血一月余，贫血貌。（A）示子宫内膜增厚，厚约25mm，回声增强，内部回声不均匀，内可见散在液性暗区，呈蜂窝状，内膜与子宫前壁肌壁分界欠清；（B）示内膜内未见明显血流信号。超声提示：子宫内膜增厚，回声改变，未除外内膜囊腺样增生可能，需与子宫内膜癌鉴别，建议做进一步检查。术后病理：子宫内膜样腺癌

【特别提示】

① 检查时机：月经规律的患者一般选择在月经干净后的 3～5 天进行检查；经期延长或者不规则出血的患者，建议在子宫出血干净后 3 天内进行检查。

② 检查时应着重观察子宫内膜回声、厚度和血流信号分布。注意结合患者月经情况和临床症状，部分正常子宫内膜在分泌后期亦可增厚，回声欠均匀，如果月经量正常，应谨慎诊断。

③ 复杂型或不典型子宫内膜增生与早期的子宫内膜癌鉴别十分困难，确诊需要靠诊断性刮宫病理检查。

2.3.2 子宫内膜息肉

【临床特点】

子宫内膜息肉（endometrial polyp，EP）是一种局部子宫内膜腺体和间质过度生长，被覆上皮并突出于周围子宫内膜的良性增生性病变。子宫内膜息肉可发生于青春期后的任何年龄，患病率随年龄增加而增高，围绝经期最高。主要症状可表现为月经失调如月经过多、经期延长，月经间期出血或性交后出血，育龄期女性可合并不孕，少数患者可有腹痛、阴道流液等。

妇科检查：若未合并其他疾病则通常无异常发现；若息肉脱出至宫颈外口，则宫颈外口可见息肉样赘生物。

【扫查要点与标准扫查手法】

扫查要点及标准扫查手法详见 2.2.1 子宫肌瘤。另外，注意完整观察宫腔内及宫颈管内回声，观察宫腔线是否连续，发现可疑息肉时应多切面多角度观察。脱入宫颈管的息肉不容易观察，探头压迫导致宫颈管闭合时容易漏诊，探头可稍微后退，以探头轻触宫颈穹隆处为宜。

【切面显示】

子宫内膜息肉矢状面和横切面超声见图 2-3-7。

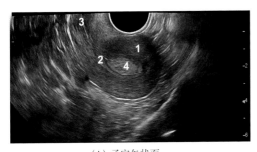
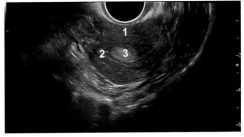

(A) 子宫矢状面　　　　　　　　　　(B) 子宫横切面
1—子宫体；2—子宫内膜；3—宫颈；4—内膜息肉　　1—子宫体；2—子宫内膜；3—内膜息肉

图2-3-7　子宫内膜息肉超声切面

【超声诊断要点】

（1）宫腔内单发或多发高回声团，形态规则，呈椭圆形、乳头状、水滴状或条索状，伴或不伴宫腔积液。宫腔线变形或中断，可出现串珠征。串珠征是指子宫内膜典型"三线征"中的中央高回声宫腔线上出现局灶性高回声团，就像一颗被一根线串着的珍珠（图 2-3-8、图 2-3-9）。不典型子宫内膜息肉可呈低回声、杂乱回声，当息肉中间囊性变时，其内可见液性暗区（图 2-3-10）。

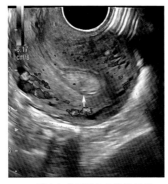
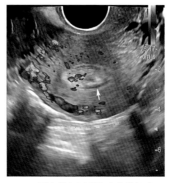

(A) 子宫矢状面彩色多普勒超声　　　　　(B) 子宫横切面彩色多普勒超声

图2-3-8　子宫内膜息肉（一）

患者30岁，月经延长，月经周期第10天。（A）、（B）示宫腔内可见一个椭圆形高回声团（→），大小约18mm×6mm，该处宫腔线中断，可见串珠征，高回声团边界清楚，内部回声均匀。CDFI示条状血流信号自右前壁进入高回声团。超声提示：宫腔内高回声团，考虑为子宫内膜息肉。宫腔镜术后病理：子宫内膜息肉

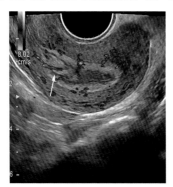
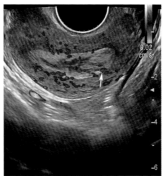

(A) 子宫矢状面彩色多普勒超声　　　　　(B) 子宫横切面彩色多普勒超声

图2-3-9　子宫内膜息肉（二）

患者32岁，月经延长，月经周期第20天。（A）、（B）示（分泌期）子宫内膜增厚，厚约16mm，内膜回声不均匀，基底部回声增高。宫腔内可见一个椭圆形高回声团（→），大小约15mm×5mm，位于宫腔下段偏左，该处宫腔线中断，可见串珠征，高回声团边界清楚，内部回声均匀。CDFI示条状血流信号自左前壁进入高回声团。超声提示：宫腔内高回声团，考虑为子宫内膜息肉。宫腔镜术后病理：子宫内膜息肉

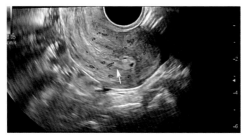

图2-3-10　子宫内膜息肉囊性变

患者35岁，阴道不规则出血，月经周期第15天。（A）、（B）示子宫内膜回声不均匀，宫腔内可见一个椭圆形高回声团（→），大小约8mm×4mm，边界欠清楚，内部回声不均匀，内见小无回声区。CDFI示高回声团周边及内部未见明显血流信号。超声提示：宫腔高回声团，未除外子宫内膜息肉合并囊性变可能。宫腔镜术后病理：子宫内膜息肉囊腺样变

（2）内膜较厚时，内膜形态可不对称，息肉与正常内膜分界清晰，子宫内膜基底层与肌层分界清楚，无变形（图2-3-11）。若合并宫腔积液，则形成自然宫腔造影，息肉显示得更清晰（图2-3-12）。

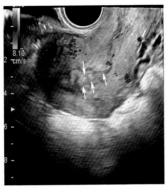

(A) 子宫矢状面彩色多普勒超声　　　　(B) 子宫矢状面彩色多普勒超声

图2-3-11　多发性子宫内膜息肉

患者35岁，月经延长，月经量增多半年，月经周期第21天。（A）、（B）示子宫内膜增厚，厚约17mm，形态不对称，回声不均匀，宫腔线不清，宫腔内可见多个椭圆形高回声团（→），最大的约10mm×4mm，边界欠清楚，内部回声均匀。CDFI示部分高回声团内见穿支血流信号。超声提示：宫腔内多发高回声团，考虑为多发性子宫内膜息肉可能，需与内膜息肉样增生鉴别。宫腔镜术后病理：多发性子宫内膜息肉

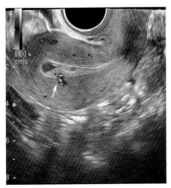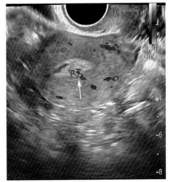

(A) 子宫矢状面彩色多普勒超声　　　　(B) 子宫横切面彩色多普勒超声

图2-3-12　子宫内膜息肉合并宫腔积液

患者25岁，月经不规则半年余，阴道不规则出血20余天。（A）、（B）示子宫内膜回声不均匀，宫腔内可见一个椭圆形高回声团（→），大小约9mm×5mm，边界欠清楚，内部回声不均匀。CDFI示条状血流信号自后壁进入高回声团。宫腔上段局限性积液。超声提示：宫腔内高回声团，考虑为子宫内膜息肉。宫腔少量积液。宫腔镜术后病理：子宫内膜息肉

（3）若息肉蒂较长，可脱落至宫颈管内甚至脱出宫颈外口，宫颈内口扩张，宫颈管内可见条状高回声团，蒂部血流信号来自宫颈内口上方（图2-3-13）。

（4）彩色多普勒　部分内膜息肉蒂部可见点状或短条状彩色血流信号，称血管蒂征。血管蒂征是子宫内膜息肉的特征性超声表现，"蒂"是指起源于子宫内膜肌层结合带的单支动脉。该单支滋养动脉进入息肉内可出现分支，多普勒超声可显示息肉内

部多支动脉和静脉血流信号，可测及中等阻力（RI>0.40）动脉血流频谱，以及低流速（4～8cm/s）静脉血流频谱（图2-3-8、图2-3-9、图2-3-11）。

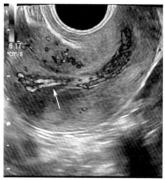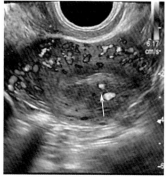

(A) 子宫矢状面彩色多普勒超声　　　　(B) 子宫横切面彩色多普勒超声

图2-3-13　子宫内膜息肉脱落至宫颈管

患者34岁，月经不规则1年余，阴道不规则出血50余天。（A）、（B）示子宫内膜回声不均匀，宫腔线显示不清，宫颈内口扩张，宫腔内至宫颈管内可见一长条状高回声团（→），大小约69mm×5mm，边界欠清楚，内部回声欠均匀。CDFI示条状血流自宫底处进入高回声团，进入后可见分支。超声提示：宫腔内至宫颈管内高回声团，考虑为子宫内膜息肉脱落至宫颈管。宫腔镜术后病理：多发性子宫内膜息肉

【鉴别诊断】

（1）子宫黏膜下肌瘤　子宫黏膜下肌瘤多呈低回声，部分呈高回声，肌瘤后方回声可有轻度衰减，肌瘤所在处内膜基底层变形或中断，宫腔线变形、移位，无串珠征表现，彩色多普勒超声可见自基底进入瘤体的血流信号。而子宫内膜息肉多呈高回声，多可见串珠征，子宫内膜基底层与肌层分界清楚、无变形，彩色多普勒超声可见蒂状血流信号（图2-3-14）。

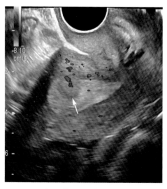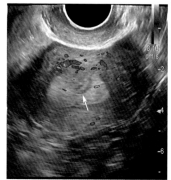

(A) 子宫矢状面彩色多普勒超声　　　　(B) 子宫横切面彩色多普勒超声

图2-3-14　子宫黏膜下肌瘤

患者33岁，月经延长，月经量增多半年余，月经周期第17天。（A）、（B）示子宫前壁可见椭圆形低回声团（→），大小约16mm×15mm，突入宫腔，前壁局部内膜基底层中断，边界尚清楚，内部回声均匀。超声提示：子宫前壁低回声团，考虑为子宫黏膜下肌瘤。宫腔镜术后病理：子宫平滑肌瘤

（2）子宫内膜增生　子宫内膜息肉宫腔内可见高回声团，边界清楚，多可见串珠征，彩色多普勒超声可见蒂状血流信号。复杂型子宫内膜增生内膜内可见散在小囊状或筛孔状无回声区，容易误诊为子宫内膜息肉合并囊性变，多伴有单侧或双侧卵巢内滤泡囊肿，彩色多普勒超声显示子宫内膜内可有点条状血流信号，可记录到中等阻力动脉频谱（图2-3-15）。

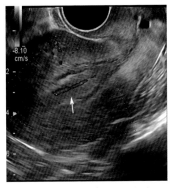

(A) 子宫矢状面彩色多普勒超声　　　　(B) 子宫横切面彩色多普勒超声

图2-3-15　子宫内膜不典型增生

患者33岁，月经延长，月经量增多半年余，阴道不规则出血20余天，贫血貌。（A）、（B）示子宫内膜增厚，厚约16mm，回声不均匀，宫腔内见一个椭圆形稍高回声团（→），大小约为41mm×12mm，边界欠清，内部回声尚均匀。CDFI示稍高回声团内见条状血流信号。超声提示：子宫内膜增厚，宫腔内稍高回声团，考虑为子宫内膜息肉样变可能，需与子宫内膜增生鉴别。宫腔镜术后病理：子宫内膜增生，部分腺体呈非典型增生改变

（3）宫内早早孕　早期妊娠囊未发育至明显可辨的无回声孕囊结构时，可表现为宫内小囊周边回声增强的高回声，多呈偏心性，与子宫内膜息肉囊性变回声类似，检查时应仔细询问病史、月经史，结合 HCG 情况加以鉴别（图 2-3-16）。

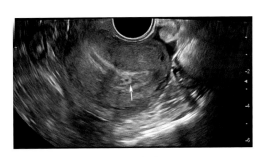

图2-3-16　宫内早早孕

患者30岁，停经33天。二维超声示宫腔内可见一个类圆形小无回声区（→），大小约1.5mm×1.5mm，周边回声增强，边界清楚，内未见卵黄囊或胚芽样回声。超声提示：宫内无回声区，早早孕待排，请结合HCG情况，建议复查。患者尿HCG阳性，20天后复查超声显示：宫内妊娠6+周，胚胎存活

（4）子宫内膜癌　子宫内膜回声不均，部分内可见散在暗区，容易与子宫内膜息肉合并囊性变混淆，癌变内膜及受累肌层彩色血流信号丰富，并可测及低阻动脉血流频谱，阻力指数多低于0.50（图2-3-17），以此可与子宫内膜息肉鉴别。

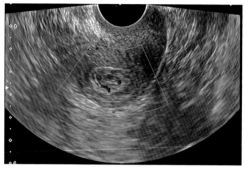
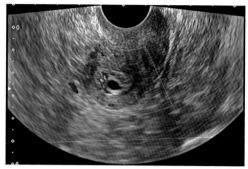

(A) 子宫矢状面彩色多普勒超声　　　　　　(B) 子宫内膜癌最大切面彩色多普勒超声

图2-3-17　子宫内膜癌

患者，女，68岁，停经17年，阴道不规则出血20天。（A）、（B）示子宫内膜增厚，厚约12mm，回声增强，内部回声不均匀，内可见多个无回声区，CDFI示内膜内部可见较丰富条状血流信号。超声提示：子宫内膜增厚，回声改变，考虑为子宫内膜癌可能。子宫切除术后病理：子宫内膜腺癌，癌组织局限于黏膜层，呈息肉样（隆起性）生长

【特别提示】

① 检查时机：增殖期子宫内膜呈均匀低回声，典型者呈三线征，与息肉高回声形成鲜明对比，易于辨识。分泌期子宫内膜回声逐渐增高，分泌晚期子宫内膜整体呈高回声，高回声背景下则息肉难以分辨。选择合适的检查时机是提高子宫内膜息肉检出率的关键，最佳时机是内膜增殖期，即排卵期前，月经规则者建议月经干净后3～7天检查，如月经周期较长者，可以选择月经第7～10天检查；而月经周期较短者，检查时间可适当提前。

② 对于经阴道超声检查无法明确诊断者，可结合宫腔内盐水输注超声造影、静脉超声造影、经阴道三维超声检查，有助于进一步明确诊断，最终确诊以诊断性刮宫或宫腔镜后病理为准。

2.3.3　子宫内膜癌

【临床特点】

子宫内膜癌（endometrial carcinoma）是发生于子宫内膜的上皮性恶性肿瘤，又称子宫体癌，是女性生殖道三大常见恶性肿瘤之一，多发生于围绝经期及绝经后妇女。本病病因与长期雌激素刺激、子宫内膜增生过长、子宫内膜不典型增生和遗传等因素有关。临床表现为绝经后阴道不规则出血、阴道异常排液和腹部疼痛等。晚期患者可触及下腹部增大的子宫，可出现贫血、消瘦、发热、恶病质等全身衰竭表现。子宫内

膜癌生长缓慢，局限在内膜的时间较长，转移途径为直接蔓延和淋巴转移。

【扫查要点与标准扫查手法】

扫查要点及标准扫查手法详见 2.3.2 子宫内膜息肉。另外，检查时在矢状面和横切面连续扫查观察子宫和内膜，观察宫腔线是否清晰，内膜回声是否增厚、分布是否均匀，子宫结合带回声是否清晰、是否有中断，是否累及肌壁、宫旁组织。彩色多普勒观察内膜血流信号情况。

【切面显示】

子宫内膜癌矢状面和横切面超声见图 2-3-18。

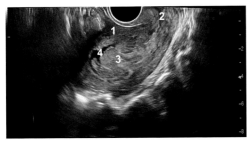 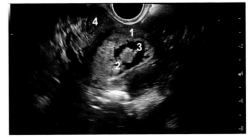

(A) 子宫矢状面   (B) 子宫横切面

1—子宫体；2—宫颈；3—子宫内膜癌；4—宫腔积液   1—子宫体；2—子宫内膜癌；3—宫腔积液；4—右侧卵巢

图2-3-18　子宫内膜癌超声切面

【超声诊断要点】

（1）子宫大小及形态　病变早期子宫大小、形态正常，晚期累及子宫肌层、浆膜层、宫旁组织时，子宫可增大，形态变形，轮廓欠清，与宫旁组织分界不清。

（2）子宫内膜　早期病灶小，超声未见明显异常声像。随着病情进展，子宫内膜增厚，回声不均匀，呈局灶性或弥漫性不均质混合回声，结合带回声增粗、不规则、中断或局部缺失。

（3）子宫肌层回声　病变累及子宫肌层时，病灶与肌壁分界不清晰，受累肌层回声减低，与正常肌层分界不清。累及肌层范围较大时，该处肌层增厚，回声减低，分布不均匀。晚期肌层广泛受累时，子宫正常结构难以辨认，肌层与内膜分界不清，经腹部推压子宫质地硬，移动性欠佳。

（4）宫颈回声　病灶累及宫颈时，宫颈可肥大或变形，回声增高、分布不均匀，宫颈管结构变形或不清，病灶脱入宫颈管导致堵塞时，可出现宫腔积液。

（5）累及宫旁组织　晚期癌灶可向子宫外浸润、转移，宫旁可出现低回声肿物，边界不清，内部回声不均匀。

（6）彩色多普勒超声　子宫内膜内部、基底层血流信号较正常内膜丰富，血流呈星点状、短线状，累及肌层时，受累肌层血流信号增多，血管走行紊乱，呈低阻型动脉频谱，RI 多小于 0.50。

典型的子宫内膜癌声像见图 2-3-19～图 2-3-23。

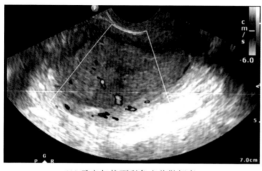

(A) 子宫矢状面彩色多普勒超声

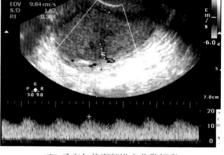

(B) 子宫矢状面频谱多普勒超声

图2-3-19　子宫内膜癌（一）

患者48岁，月经量增多半年余，阴道不规则出血2个月余。（A）示子宫内膜弥漫性增厚，厚约22mm，回声增高，内部回声不均匀，内可见不规则液性暗区，后壁结合带消失，与子宫后壁及宫底部肌壁分界不清，局部宫壁肌层变薄，回声不均匀。（A）、（B）示子宫内膜内及后壁肌层可见点条状血流信号，（B）示测及动脉频谱V_{max}为16cm/s，RI为0.38。超声提示：子宫内膜明显增厚，回声改变，考虑为子宫内膜癌可能。术后病理：子宫内膜腺癌

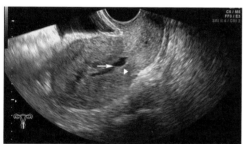

(A) 子宫矢状面二维超声

(B) 子宫矢状面彩色多普勒超声

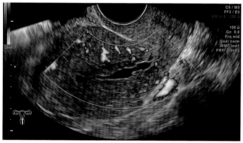

(C) 子宫矢状面能量多普勒超声

(D) 子宫矢状面频谱多普勒超声

图2-3-20　子宫内膜癌（二）

患者51岁，阴道不规则出血半年余。（A）示子宫内膜回声不均匀，前后壁厚薄不均，基底层与肌壁肌层分界不清，内膜黏膜面不光整，局部可见低回声结节状凸起（▶），内部回声欠均匀。宫腔线不规则分离，内见液性暗区（→）。（B）～（D）示内膜内可见小条状血流信号，测及动脉频谱（PSV：5cm/s，RI：0.50），子宫肌层近内膜区域血流信号较丰富。超声提示：子宫内膜回声改变，考虑子宫内膜恶性病变可能，建议进一步检查。宫腔积液。诊断性刮宫病理及子宫切除术后病理：子宫内膜样腺癌

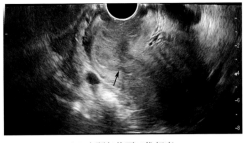
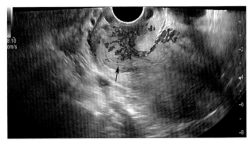

(A) 宫颈矢状面二维超声　　　　　　　　(B) 宫颈矢状面彩色多普勒超声

图2-3-21　子宫内膜癌（三）

患者49岁，月经延长，月经量增多近一年，阴道不规则出血约半年，贫血貌。（A）示子宫增大，宫腔下段至宫颈管内可见一个长椭圆形低回声团（→），大小约53mm×36mm，边界欠清晰，内部回声欠均匀。子宫上段宫腔回声模糊，内膜回声较低，回声不均匀，与肌层分界欠清。（B）示宫腔下段至宫颈管内低回声团可见条状血流信号自子宫后壁下段进入内部，内部呈树枝样丰富血流信号。超声提示：宫腔下段至宫颈管内低回声团，未除外子宫黏膜下肌瘤脱入宫颈管内可能，需与子宫内膜病变鉴别。术后病理：子宫内膜样癌

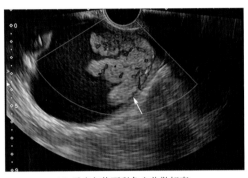
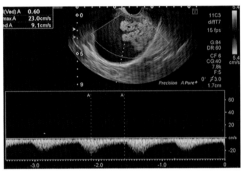

(A) 子宫矢状面彩色多普勒超声　　　　　　(B) 子宫矢状面频谱多普勒超声

图2-3-22　子宫内膜癌（四）

患者73岁，停经22年，阴道不规则出血2个月余。（A）示子宫增大，宫腔线分离，内膜模糊不清，宫腔内充满液性暗区，透声差，宫腔下段可见菜花状高回声团（→），大小约51mm×43mm×55mm，边界欠清晰，内部回声欠均匀。子宫肌层明显变薄，最薄处厚约3mm。CDFI示宫腔下段高回声团内可见丰富条状血流信号，（B）示测及动脉频谱（PSV：23cm/s，RI：0.60）。超声提示：宫腔积液，宫腔下段高回声团，考虑为子宫内膜癌。术后病理：子宫内膜样腺癌

【鉴别诊断】

（1）子宫内膜增生　早期子宫内膜癌基底层尚清晰，血流信号不丰富，需与子宫内膜增生鉴别。子宫内膜增生内膜基底层清晰，内膜外形轮廓规整，内膜周边有时可见低回声晕，内膜内未见明显血流信号（图 2-3-24）。

（2）子宫内膜息肉　子宫内膜癌内膜多数增厚，呈局灶性或弥漫性不均质混合回声，结合带回声增粗、不规则、中断或局部缺失；彩色多普勒超声显示血流信号丰富且血管走行紊乱，呈低阻力型动脉频谱（RI 多小于 0.5）。多发性子宫内膜息肉表现为内膜回声不均匀，宫腔内多个椭圆形、乳头状或水滴状高回声团，一般与内膜分界清晰，息肉较多时，内膜回声可较紊乱；彩色多普勒超声显示内膜息肉蒂部血流信号（图 2-3-25）。

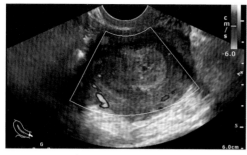
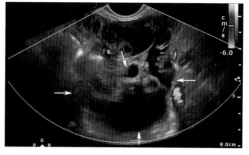

(A) 子宫矢状面彩色多普勒超声

(B) 右侧附件区肿物最大切面彩色多普勒超声

图2-3-23 子宫内膜癌肉瘤

患者66岁，停经17年余，阴道不规则出血半年余，消瘦。（A）示：子宫增大，子宫内膜增厚，厚约25mm，内膜基底层欠清，内膜回声不均匀，内见不规则液性暗区。CDFI示子宫内膜内可见条状血流信号。（B）示左侧附件区可见不规则囊实性混合回声团（→），大小约80mm×60mm，与子宫左侧壁分界不清，内部回声不均匀，呈大小不一多房状，部分囊内可见实性低回声或附壁结节。CDFI示左侧附件区混合回声团内实性部分可见条状血流信号。超声提示：子宫内膜增厚，回声改变，考虑为子宫内膜癌可能；左侧附件区囊实性回声包块，未除外子宫内膜癌累及附件可能，建议进一步检查。术后病理：子宫恶性米勒管混合瘤（子宫内膜癌肉瘤），宫颈、双侧卵巢及双侧输卵管可见癌累及

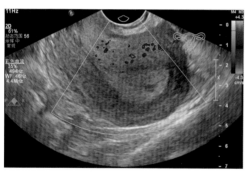
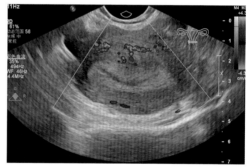

(A) 子宫矢状面彩色多普勒超声

(B) 子宫横切面彩色多普勒超声

图2-3-24 子宫内膜增生

患者28岁，月经量增多，月经周期第15天。（A）、（B）示子宫内膜增厚，厚约16mm，呈均匀高回声，内膜基底层与子宫肌层分界清晰，内膜内未见明显血流信号。超声提示：子宫内膜增厚。诊断性刮宫病理：单纯型子宫内膜增生

（3）子宫黏膜下肌瘤 子宫内膜癌内膜回声不均匀，基底层不规则、中断或局部缺失，内膜血流信号多丰富。子宫黏膜下肌瘤后方回声可有轻度衰减，肌瘤所在处内膜基底层局部变形或中断，宫腔线变形、移位，有占位效应，彩色多普勒超声可见条状血流，自基底处进入瘤体，典型者可见沿瘤体周缘环状分布的多支血管（图2-3-26）。

【特别提示】

① 子宫内膜癌高发于围绝经期及绝经后女性，出现阴道不规则出血进行超声检查时需高度警惕子宫内膜癌的可能。

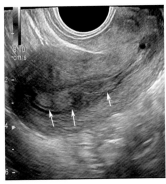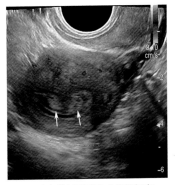

(A) 子宫矢状面彩色多普勒超声　　　(B) 子宫横切面彩色多普勒超声

图2-3-25　子宫内膜息肉

患者31岁，月经量增多，月经期延长，月经周期第11天。（A）、（B）示宫腔内可见多个椭圆形高回声团（→），最大的约9mm×6mm，边界清晰，内部回声尚均匀，子宫基底层显示清。CDFI示宫腔内高回声团周边及内部未见血流信号。超声提示：宫腔多发高回声团，考虑为子宫内膜息肉。宫腔镜术后病理：子宫内膜息肉

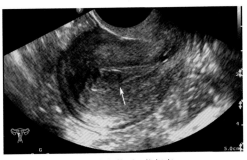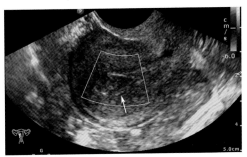

(A) 子宫矢状面二维超声　　　　　　(B) 子宫矢状面彩色多普勒超声

图2-3-26　子宫黏膜下肌瘤

患者38岁，月经量增多，月经期延长，月经周期第15天。（A）示子宫内膜回声欠均匀，宫腔上段内可见一个椭圆形低回声团（→），大小约16mm×6mm，边界清晰，内部回声欠均匀。（B）示点条状血流自子宫前壁进入低回声团。超声提示：宫腔内低回声团，考虑为子宫黏膜下肌瘤可能。宫腔镜术后病理：子宫平滑肌瘤

② 子宫内膜癌的早期诊断主要依靠诊断性刮宫，但超声可作为筛选检查的重要手段之一。

③ 检查时应注意病灶与子宫肌层的关系，借助血流情况判断病灶有无浸润子宫肌层或宫旁组织，有助于初步做临床分期。

2.3.4　宫腔积液、积脓和积血

【临床特点】

宫腔积液是指子宫腔内有液体积聚，积聚的液体可能是水、血或脓。可分为生理性宫腔积液和病理性宫腔积液。宫腔积液常作为一种伴随症状，随宫腔其他疾病而变化，通过对积液性质的判断可及时发现其他病灶，具有一定的临床价值。部分患者无

明显临床症状，部分患者可出现阴道流液、阴道异味、阴道异常分泌物、阴道出血。宫腔积脓者，可能会有腰酸、下腹坠胀、腹痛、发热等症状。

【扫查要点与标准扫查手法】

扫查要点及标准扫查手法详见 2.3.1 子宫内膜增生。另外，检查时观察积液内部透声情况，观察宫腔或宫颈管是否粘连、宫腔内或宫颈内是否有异常回声。

【切面显示】

宫腔积液矢状面和横切面超声见图 2-3-27。

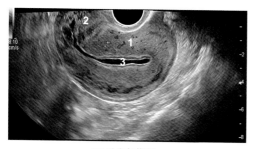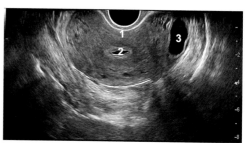

(A) 子宫矢状面　　　　　　　　　　　　　　(B) 子宫横切面
1—子宫体；2—宫颈；3—宫腔积液　　　　1—子宫体；2—宫腔积液；3—左侧卵巢

图2-3-27　宫腔积液超声切面

【超声诊断要点】

① 宫腔线分离伴宫腔内液性暗区：宫腔积水或新鲜积血时，宫腔内液性暗区透声较好。宫腔积血时间长和宫腔积脓时，宫腔内液性暗区透声差，内可见密集点状、云雾状回声或不均质弱回声。

② 彩色多普勒超声：宫腔内液性暗区无明显血流信号。

典型的宫腔积液、积脓和积血超声声像见图 2-3-28 ～图 2-3-31。

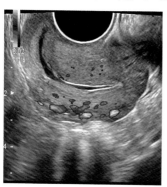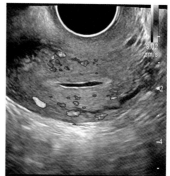

(A) 子宫矢状面彩色多普勒超声　　　　　(B) 子宫横切面彩色多普勒超声

图2-3-28　宫腔积液

（A）、（B）示子宫内膜回声模糊，宫腔线分离，宫腔内见液性暗区，前后径为4mm，内部透声好。CDFI示液性暗区内未见明显彩色血流信号。超声提示：宫腔少量积液

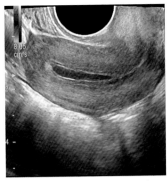 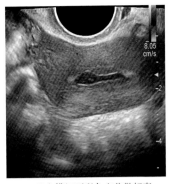

(A) 子宫矢状面彩色多普勒超声　　　　　(B) 子宫横切面彩色多普勒超声

图2-3-29　宫腔积血（一）

（A）、（B）示子宫内膜模糊不清，宫腔中上段宫腔线分离，内可见液性暗区，透声欠佳，内见点状、絮状弱回声。超声提示：宫腔内液性暗区，考虑为宫腔积血可能，注意宫腔下段粘连可能。宫腔镜示：宫腔下段粘连，宫腔积血

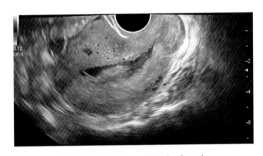

图2-3-30　宫腔积血（二）

患者，女，引产后8天。彩色多普勒超声示子宫明显增大，子宫内膜模糊不清，宫腔线分离，宫腔内可见液性暗区，内见等回声团及絮状回声。超声提示：宫腔积血

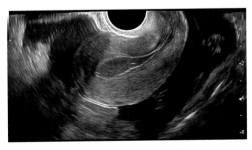

图2-3-31　宫腔积脓

二维超声示子宫增大，子宫内膜回声增强，宫腔线分离，宫腔内可见液性暗区，内见密集点状弱回声。盆腔可见大量液性暗区。超声提示：宫腔积液，结合临床，未除外积脓可能；盆腔积液

【鉴别诊断】

宫腔妊娠产物残留：流产后或分娩后宫腔内可见不规则的高回声或不均质混合回声团，与子宫肌层分界清或不清（图2-3-32）。若合并积血，则可见宫腔线分离，宫腔内见液性暗区。结合流产史或分娩史、临床症状和 HCG 水平有助于两者鉴别。

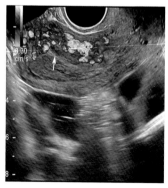

(A) 子宫矢状面彩色多普勒超声　　(B) 子宫横切面彩色多普勒超声

图2-3-32　宫腔妊娠产物残留

（A）、（B）示子宫增大，子宫内膜模糊不清，宫腔内近左侧子宫角区可见不规则形混合回声团（→），边界不清，内部回声不均匀。CDFI示宫腔内近左侧子宫角区混合回声团周边及内部可见丰富条状血流信号。超声提示：宫腔内近左侧子宫角区混合回声团，考虑妊娠产物残留可能。清宫后病理：可见绒毛组织

【特别提示】

扫查时应着重观察宫腔内液性暗区透声情况、宫腔及宫颈管回声，结合病史及临床，区分是生理性宫腔积液还是病理性宫腔积液。

2.3.5　宫腔钙化灶

【临床特点】

宫腔钙化灶（uterine calcification）多由宫腔内残留组织逐渐沉积机化形成，多提示患者曾经患过子宫内膜炎或者子宫内膜结核。流产、引产或者分娩后，若宫腔内残留物未排除干净，随着时间推移可逐渐出现宫腔钙化灶。钙化灶体积较小时一般无异常症状，钙化灶体积较大时，可表现为月经量淋漓不尽、月经减少或停经。

【扫查要点与标准扫查手法】

扫查要点及标准扫查手法详见 2.3.1 子宫内膜增生。

【切面显示】

宫腔钙化灶矢状面和横切面超声见图 2-3-33。

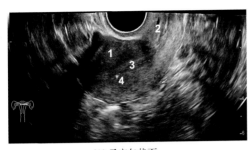
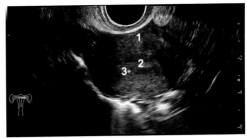

(A) 子宫矢状面

1—子宫体；2—宫颈；3—子宫内膜；4—钙化灶

(B) 子宫横切面

1—子宫体；2—子宫内膜；3—钙化灶

图2-3-33　宫腔钙化灶超声切面

【超声诊断要点】

① 宫腔内可见点状、线状、团块状强回声，边界清晰，部分伴有彗星尾或伴有后方声影。

② 彩色多普勒超声显示宫腔内强回声周边及内部未见明显血流信号。

典型的宫腔钙化灶声像见图 2-3-34、图 2-3-35。

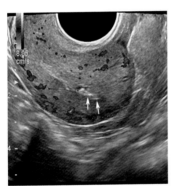
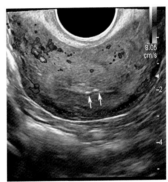

(A) 子宫矢状面彩色多普勒超声

(B) 子宫横切面彩色多普勒超声

图2-3-34　宫腔钙化灶

（A）、（B）示子宫大小正常，宫腔线清晰，子宫内膜回声欠均匀，宫腔内可见多个点状强回声（→），边界清楚，后不伴声影。CDFI示点状强回声周边及内部未见明显血流信号。超声提示：宫腔内多发点状强回声，考虑为钙化灶

【鉴别诊断】

宫腔积气：宫腔钙化灶超声表现为宫腔内强回声，形态、位置固定，部分伴有彗星尾或后方声影。而宫腔积气多见于宫腔手术后患者，子宫内膜回声不均匀，宫腔内可见点状、线状强回声，可见多重反射，形态及位置随体位变动而改变（图 2-3-36）。

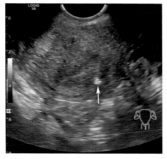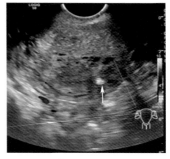

(A) 子宫横切面二维超声　　　　　(B) 子宫横切面彩色多普勒超声

图2-3-35　妊娠产物残留伴机化

（A）示宫腔线欠清晰，子宫内膜回声欠均匀，宫腔内近左侧子宫角区可见一个圆形强回声团（→），后方回声衰减。（B）示强回声团周边及内部未见明显血流信号。超声提示：宫腔内左侧子宫角区强回声团，结合病史，考虑为妊娠残留组织机化可能

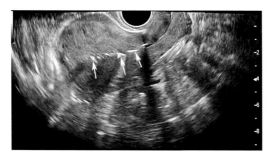

图2-3-36　宫腔积气

患者，女，引产术后。二维超声示子宫增大，宫腔线欠清，宫腔内可见多发点状、短线状强回声（→），强回声的形态、位置随体位变动而改变，后伴振铃现象。超声提示：宫腔积气

【特别提示】

① 宫腔内发现钙化灶时，注意询问有无结核病史或结核患者接触史、生育史及宫腔手术史。

② 钙化灶较小、不明显影响月经的情况下，定期复查即可，无需特殊处理。

2.3.6　子宫腔粘连

【临床特点】

子宫腔粘连（intrauterine adhesions，IUA）是常见的对生育功能有严重危害的宫腔疾病，是由于女性妊娠或者非妊娠子宫创伤或感染造成的子宫内膜基底层被破坏，继而使宫腔部分或完全闭塞，导致子宫腔形态学破坏，引起月经异常、不孕、反复流产

等，其本质是内膜纤维化。由于本病治疗效果差，严重影响女性生殖生理及身心健康。目前，随着宫腔操作越来越普遍，宫腔粘连发病率不断升高，可达 25% ～ 30%，临床表现主要有月经量减少、停经、反复流产、继发不孕等。

【扫查要点与标准扫查手法】

扫查要点及标准扫查手法详见 2.3.1 子宫内膜增生。另外，检查时观察宫腔线是否连续性中断，双侧宫角线是否清晰，前后壁内膜是否对称、有无厚薄不一、有无局部变薄或缺失。

【切面显示】

子宫腔粘连矢状面和横切面超声见图 2-3-37。

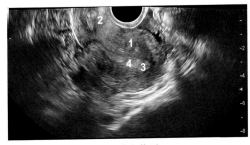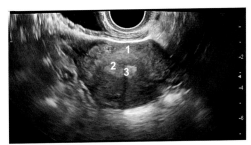

(A) 子宫矢状面　　　　　　　　　　　　　　(B) 子宫横切面
1—子宫体；2—宫颈；3—子宫内膜；4—粘连带　　　1—子宫体；2—子宫内膜；3—粘连带

图2-3-37　子宫腔粘连超声切面

【超声诊断要点】

① 子宫腔部分粘连：子宫内膜厚薄不均，宫腔线连续性中断，可见线状、带状、不规则的低回声粘连带，粘连处内膜菲薄或者缺损，粘连以外的内膜回声正常（图2-3-38、图 2-3-39）。

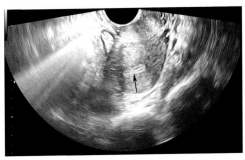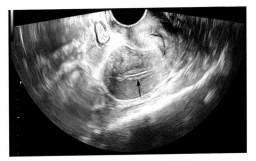

(A) 子宫矢状面二维超声　　　　　　　　　　(B) 子宫横切面二维超声

图2-3-38　子宫腔粘连（一）

（A）、（B）示子宫内膜回声欠均匀，宫腔上段宫腔线连续性中断，见线状低回声带（→）。超声提示：宫腔线断续，考虑为子宫腔粘连可能。宫腔镜：子宫腔粘连

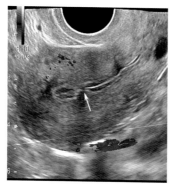
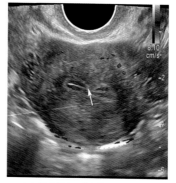

|(A) 子宫矢状面彩色多普勒超声 | (B) 子宫横切面彩色多普勒超声 |

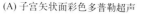

图2-3-39　子宫腔粘连（二）

（A）、（B）示子宫内膜回声欠均匀，宫腔上段宫腔线连续性中断，见带状低回声带（→），该处内膜菲薄。超声提示：宫腔线断续，考虑为子宫腔粘连可能。宫腔镜：子宫腔粘连

②子宫腔广泛粘连：子宫内膜较薄，回声不均匀，严重者呈线状，无周期性改变。宫腔线显示不清，可见多处连续性中断（图 2-3-40）。

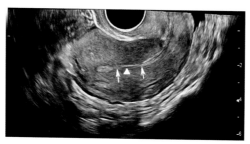

图2-3-40　子宫腔粘连（三）

二维超声示子宫内膜厚薄不一，局部内膜菲薄（▲），回声欠均匀，宫腔线多处连续性中断（→）。超声提示：子宫内膜回声改变，宫腔线断续，考虑为子宫腔粘连可能。宫腔镜：子宫腔中段严重粘连

【鉴别诊断】

（1）子宫内膜息肉　当内膜菲薄、内膜息肉所在处宫腔线中断时，易误认为子宫腔粘连，需多切面观察有无串珠征、有无粘连带。彩色多普勒显示内膜息肉蒂部血流（图 2-3-41）。

（2）子宫黏膜下肌瘤　宫腔粘连时宫腔线连续性中断，粘连带呈低回声，但粘连带较大时需与子宫黏膜下肌瘤鉴别。子宫黏膜下肌瘤呈宫腔内低回声团，可致内膜基底层变形或中断，宫腔线变形、移位，但肌瘤有占位效应，后方回声可有轻度衰减，彩色多普勒超声可见血流信号自基底部进入低回声团内部（图 2-3-42）。

【特别提示】

经阴道三维超声检查可直观显示宫腔整体形态及子宫内膜连续性，宫腔造影可了解宫腔形态，可协助诊断子宫腔粘连。

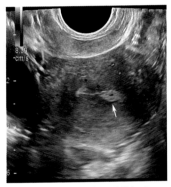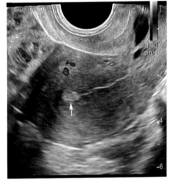

(A) 子宫矢状面彩色多普勒超声　　　　　(B) 子宫横切面彩色多普勒超声

图2-3-41　子宫内膜息肉

患者35岁，月经期延长，月经周期第10天。（A）、（B）示宫腔内可见一个椭圆形高回声团（→），大小约12mm×5mm，呈串珠状，边界清晰，内部回声均匀。CDFI示宫腔内高回声团内部见小条状血流信号。超声提示：宫腔高回声团，考虑为子宫内膜息肉。病理：子宫内膜息肉

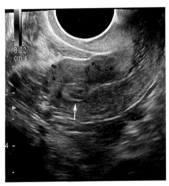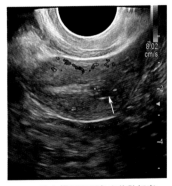

(A) 子宫矢状面彩色多普勒超声　　　　　(B) 子宫横切面彩色多普勒超声

图2-3-42　子宫黏膜下肌瘤

（A）、（B）示子宫内膜回声欠均匀，宫腔上段内可见一个椭圆形低回声团（→），自子宫前壁突入宫腔，子宫前壁内膜基底层中断，边界欠清晰，内部回声欠均匀。CDFI示低回声团内见条状血流信号。超声提示：宫腔内低回声团，考虑为黏膜下肌瘤可能。病理：子宫平滑肌瘤

2.3.7　宫腔妊娠产物残留

【临床特点】

宫腔妊娠产物残留是指在流产后或分娩后，胎盘和（或）胎儿组织持续存留在宫腔内。临床表现为不规则或持续性阴道出血、停经，可伴有下腹坠痛不适、尿 HCG 阳性。

【扫查要点与标准扫查手法】

扫查要点及标准扫查手法详见 2.3.1 子宫内膜增生。另外，注意观察宫腔线连续

性、两侧宫角线是否清晰、宫腔内异常回声肿物。发现可疑妊娠产物残留时应结合彩色多普勒超声判断。

【切面显示】

宫腔妊娠产物残留矢状面和横切面超声见图2-3-43。

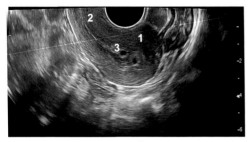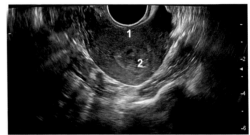

(A) 子宫矢状面

1—子宫体；2—宫颈；3—妊娠产物残留

(B) 子宫横切面

1—子宫体；2—妊娠产物残留

图2-3-43 宫腔妊娠产物残留超声切面

【超声诊断要点】

① 二维超声：宫腔线不清晰，子宫内膜回声模糊不清或回声不均匀。宫腔内可见不规则的高回声或混合回声团，与附着处子宫肌层分界不清，内部回声不均匀。若合并积血，宫腔线分离，宫腔内见液性暗区。

② 彩色多普勒超声：宫腔异常回声团血流信号丰富，自附着处肌层进入内部，可测及低阻动脉频谱。

宫腔妊娠产物残留超声声像见图2-3-44、图2-3-45。

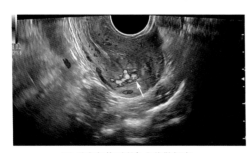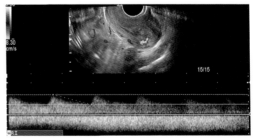

(A) 子宫矢状面彩色多普勒超声

(B) 子宫矢状面频谱多普勒超声

图2-3-44 宫腔妊娠产物残留（一）

患者33岁，药物流产后阴道不规则出血15天。（A）示宫腔线不清晰，子宫内膜模糊不清，宫腔内可见不规则形混合回声团（→），大小约20mm×9mm，边界不清晰，与前壁肌层分界不清，内部回声不均匀，内见液性暗区。CDFI示宫腔内混合回声团与子宫前壁交界处可见丰富条状血流信号进入内部。（B）示测及动静脉频谱，其中动脉测值V_{max}31cm/s，RI 0.49。超声提示：宫腔内混合回声团，考虑妊娠残留物。清宫术后病理：可见绒毛组织

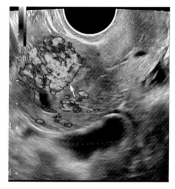
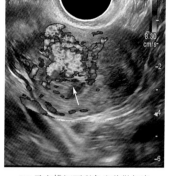

(A) 子宫矢状面彩色多普勒超声　　　　　(B) 子宫横切面彩色多普勒超声

图2-3-45　宫腔妊娠产物残留（二）

患者40岁，人工流产术后35天，阴道不规则出血5天。（A）、（B）示宫腔线不清晰，子宫内膜模糊不清，宫腔内可见不规则形混合回声团（→），大小约33mm×21mm，边界不清晰，与前壁肌层分界不清，内部回声不均匀。CDFI示宫腔内混合回声团周边、内部及子宫前壁可见丰富彩色血流信号。超声提示：宫腔内混合回声团，考虑妊娠残留物。清宫术后病理：可见绒毛组织

【鉴别诊断】

（1）妊娠滋养细胞肿瘤　两者超声表现类似，均可表现为宫腔内异常回声团，与子宫肌层分界欠清，内部血流信号丰富。当妊娠滋养细胞肿瘤病灶侵犯到子宫肌层时，受累子宫肌层回声不均匀，呈蜂窝状，血流信号丰富，分布紊乱。妊娠滋养细胞肿瘤患者血 HCG 水平明显升高，双侧卵巢可见黄素化囊肿（图 2-3-46）。

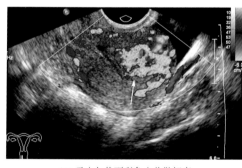
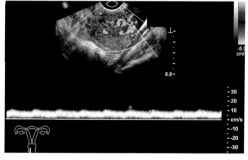

(A) 子宫矢状面彩色多普勒超声　　　　　(B) 子宫矢状面频谱多普勒声像图

图2-3-46　妊娠滋养细胞肿瘤

患者37岁，人工流产术后3个月余，阴道不规则出血20余天。（A）示子宫内膜回声不均匀，宫壁光点分布不均匀，子宫后壁可见一个不规则形混合回声团（→），大小约38mm×23mm，边界欠清晰，内部回声杂乱。CDFI示混合回声团周边及内部可见丰富血流信号，呈五彩镶嵌血流信号。（B）示测及动脉频谱，测得V_{max}12.9cm/s，RI 0.36。超声提示：子宫后壁混合回声团，结合病史，考虑为妊娠滋养细胞肿瘤可能

（2）子宫内膜息肉　当宫腔妊娠产物残留表现为类圆形或椭圆形高回声团时，需与子宫内膜息肉鉴别。宫腔妊娠产物残留宫腔内异常回声团多与附着处肌层分界不清，内部血流信号丰富，自附着处肌层进入内部，可测及低阻动脉频谱。子宫内膜息肉多与肌层、内膜界限清晰，蒂部可见点条状血流信号，且患者无停经后阴道流血病史，HCG 检查阴性（图 2-3-47）。

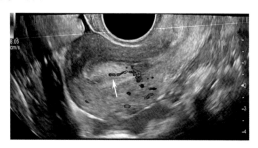

图2-3-47　子宫内膜息肉

患者36岁，月经延长，月经周期第15天。彩色多普勒超声示宫腔内可见一个椭圆形高回声团（→），大小约22mm×9mm，边界尚清晰，内部回声尚均匀。CDFI示宫腔内高回声团可见条状血流信号自子宫后壁进入内部。超声提示：宫腔高回声团，考虑为子宫内膜息肉。病理：子宫内膜息肉

（3）子宫内膜癌　宫腔妊娠产物残留多见于生育期妇女，有停经史，HCG 阳性，超声表现为宫腔内异常回声团，多与附着处肌层分界不清，内部血流信号丰富，自附着处肌层进入内部，可测及低阻动脉频谱。子宫内膜癌多见于绝经后妇女，内膜弥漫性或局灶性增厚，回声不均匀，与肌层界限欠清，基底层回声模糊或中断，内膜血流信号丰富，血管走行杂乱，阻力指数多偏低（图 2-3-48）。

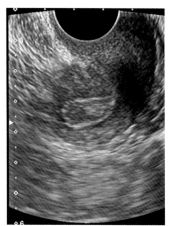 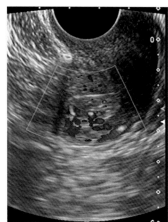

(A) 子宫矢状面二维超声　　　　　(B) 子宫矢状面彩色多普勒超声

图2-3-48　子宫内膜癌

患者68岁，停经18年余，阴道不规则出血1个月余。（A）示子宫内膜增厚，厚约8mm，回声增强，内部回声不均匀。（B）示内膜内部可见较丰富条状血流信号。超声提示：子宫内膜增厚，回声改变，考虑为子宫内膜癌可能。子宫切除术后病理：子宫内膜腺癌

【特别提示】

当妊娠产物残留时间较长时，残留组织可能机化或钙化，回声增强，彩色多普勒超声仅见极少量血流信号或完全无血流信号，应结合流产史或分娩病史、临床症状和血 HCG 综合考虑。

2.3.8 妊娠滋养细胞疾病

【临床特点】

妊娠滋养细胞疾病（gestational trophoblastic disease，GTD）包括良性葡萄胎（完全型和部分型）和妊娠滋养细胞肿瘤（gestational trophoblastic neoplasia，GTN），后者常见的有侵蚀性葡萄胎、绒毛膜癌。侵蚀性葡萄胎继发于葡萄胎，多发生葡萄胎清除术或流产半年内。绒毛膜癌可发生于流产或足月妊娠分娩后。它们在病史、病理特征上各不相同，但主要临床表现、HCG 水平和临床处理相似，超声声像有共同的表现，难以区分。临床表现有不规则阴道流血、剧烈呕吐、腹痛和盆腔包块等。发生远处转移时可出现相应症状，如咯血、阴道黏膜紫蓝色结节及腹腔出血等。HCG 水平异常增高是主要的实验室指标。

【扫查要点与标准扫查手法】

扫查要点及标准扫查手法详见 2.3.1 子宫内膜增生。另外，注意病灶回声，有无肌层侵犯、宫旁侵犯，病灶的血流信号情况。

【切面显示】

妊娠滋养细胞肿瘤矢状面和横切面超声见图 2-3-49。

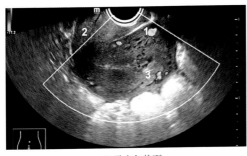 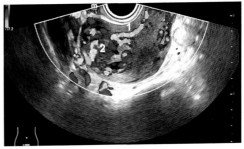

(A) 子宫矢状面
1—子宫体（肌层受压变薄）；2—宫颈；
3—妊娠滋养细胞肿瘤

(B) 子宫横切面
1—子宫体（肌层受压变薄）；2—妊娠滋养细胞肿瘤

图2-3-49 妊娠滋养细胞肿瘤超声切面

【超声诊断要点】

（1）葡萄胎

① 二维超声：子宫增大，大于停经周数，肌层回声正常，宫腔内充满杂乱回声，内见大小不等无回声区，呈"蜂窝状"或"暴风雪"征。常伴宫腔积液。

② 部分性葡萄胎宫腔可见孕囊及胚胎回声，双侧卵巢可见黄素化囊肿。

③ 彩色多普勒超声：宫腔内杂乱回声周边可见血流信号，内部未见明显血流信号。

（2）侵蚀性葡萄胎、绒毛膜癌

① 宫内病变：子宫增大，宫腔内回声杂乱，多种回声并存，与肌层分界不清。子宫肌层增厚，回声减低，肌壁布满蜂窝状液性暗区，边界不清，呈千疮百孔、破絮状。宫壁可见管状无回声区，主要是扩张的宫壁血管。宫腔积血时呈不均匀低回声，内膜常模糊不清。

② 宫旁病变：若未得到及时诊治时，病灶迅速穿透肌层，侵犯宫旁组织，子宫外形不规则，结构难辨，宫旁受侵犯病灶血管明显扩张，呈管道状、蜂窝状无回声区，宫旁组织出血坏死时可在子宫旁形成不规则低回声肿物。

③ 彩色多普勒超声：病灶内显示大片五彩镶嵌的彩色血流信号，可记录到极低阻力型动脉频谱、大量静脉频谱或动静脉瘘频谱。

④ 双侧卵巢可增大，部分伴有黄素化囊肿。

典型的妊娠滋养细胞疾病超声声像见图2-3-50、图2-3-51。

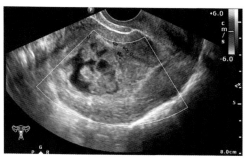

图2-3-50　葡萄胎

彩色多普勒超声示子宫增大，肌层回声正常，宫腔内充满杂乱回声，内见大小不等无回声区，呈"暴风雪"征。CDFI示混合回声团周边可见点状血流信号，内部未见明显血流信号。超声提示：宫腔内异常回声，考虑葡萄胎可能

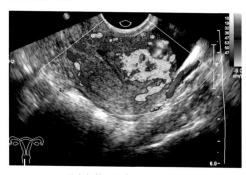

(A) 子宫矢状面彩色多普勒超声

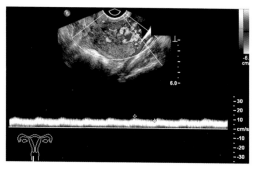

(B) 子宫矢状面频谱多普勒超声

图2-3-51　妊娠滋养细胞肿瘤

（A）示子宫内膜回声不均匀，宫壁光点分布不均匀，子宫后壁可见不规则形混合回声团，边界不清晰，内部回声杂乱，内见管状无回声区，后壁浆膜层显示欠清。CDFI示混合回声团内可见大片五彩镶嵌血流信号。（B）示测及动脉频谱，其中一动脉测值V_{max} 12.9cm/s，RI 0.36。超声提示：子宫后壁混合回声团，结合病史，考虑妊娠滋养细胞肿瘤可能

【鉴别诊断】

（1）子宫内膜囊腺样增生与葡萄胎　　子宫内膜囊腺样增生时，子宫内膜增厚，内见多发散在无回声区，呈"蜂窝状"，需与葡萄胎鉴别。子宫内膜囊腺样增生者血、尿HCG正常，月经延长或不规则出血（图2-3-52）；葡萄胎者有停经史，HCG阳性。

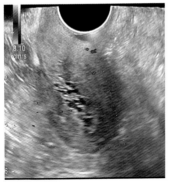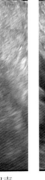

(A) 子宫矢状面彩色多普勒超声　　　　　　　　(B) 子宫横切面彩色多普勒超声

图2-3-52　子宫内膜囊腺样增生

（A）、（B）示子宫内膜回声不均匀，内可见散在多发无回声区，呈"蜂窝状"，内膜基底层与子宫肌层分界清晰，CDFI示子宫内膜内未见明显血流信号。超声提示：子宫内膜内部回声改变，考虑为子宫内膜囊腺样增生可能。诊断性刮诊病理：子宫内膜囊腺样增生

（2）宫腔妊娠产物残留与滋养细胞肿瘤　　两者均可有流产或分娩史，宫腔妊娠产物残留患者HCG水平相对较低，宫腔病变较局限，宫腔内可见不规则的异常回声团，与附着处子宫肌层分界不清，血流信号丰富，但不及滋养细胞肿瘤丰富，可测及低阻动脉频谱，但不能记录到动静脉瘘频谱（图2-3-53）。而滋养细胞肿瘤患者HCG水平异常升高，病变血流信号异常丰富，病变侵及肌层时，可形成动静脉瘘。

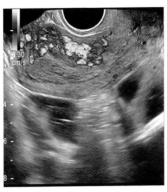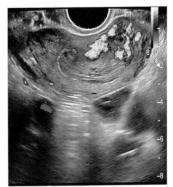

(A) 子宫矢状面彩色多普勒超声　　　　　　　　(B) 子宫横切面彩色多普勒超声

图2-3-53　宫腔妊娠产物残留

（A）、（B）示子宫内膜模糊不清，宫腔内近左侧子宫角区可见不规则混合回声团，大小约39mm×23mm，边界不清，内部回声不均匀。CDFI示宫腔内混合回声团周边及内部可见丰富条状血流信号。超声提示：宫腔内混合回声团，未除外妊娠残留物可能。清宫术后病理：可见绒毛组织

【特别提示】

① 完全性葡萄胎通常具有特异性的超声表现，但部分性葡萄胎表现复杂，常与流产难以鉴别。当葡萄胎中有大量液体聚集，易误诊为假孕囊或流产，需结合异常增高 HCG 水平进行鉴别，假孕囊或流产患者的 HCG 水平会持续下降，而葡萄胎患者的 HCG 水平显著升高。

② 葡萄胎清宫后子宫恢复正常（9～14 周），黄素化囊肿减小、消失，血 HCG 稳定下降。子宫未能恢复正常，或缩小的卵巢囊肿又继续增大，子宫内出现异常回声团，血流信号丰富，呈低阻力型血流，血 HCG 持续异常，需要考虑妊娠滋养细胞肿瘤。

③ 妊娠滋养细胞肿瘤多侵犯宫颈、阴道或转移至盆腔腹部脏器，对于宫旁及宫外转移灶，超声检查阳性率并不高，需结合其他影像学检查综合分析诊断。

2.4 宫颈病变

2.4.1 宫颈息肉

【临床特点】

宫颈息肉（cervical polyp）是宫颈慢性炎症的一种病理表现，一般是由宫颈管腺体和间质局限性增生形成的赘生物，有蒂，多见于宫颈管内或宫颈外口，宫颈管内息肉可随着生长而突出于宫颈外口。宫颈息肉质软，呈亮红色，脆而易出血。小息肉常无明显症状，较大息肉可引起血性白带或接触性出血。妇科检查可见脱出宫颈外口的息肉。

【扫查要点与标准扫查手法】

经腹壁超声检查宫颈息肉不容易显示，一般选择经腔内超声检查。检查前避孕套内前端凸起的小精囊应加入适量耦合剂，避免探头与阴道穹隆之间残留气体，否则易形成伪影，影响图像（尤其是宫颈外口）显示而造成漏诊。

扫查要点及标准扫查手法详见 2.2.1 子宫肌瘤。另外，检查时注意完整观察宫颈管内回声，发现可疑息肉时应多切面多角度观察。宫颈息肉没有宫颈黏液时不容易观察，探头压迫容易导致宫颈管闭合而漏诊，探头可稍微后退，以探头接触宫颈穹隆处为宜。

【切面显示】

宫颈息肉矢状面和横切面超声见图 2-4-1。

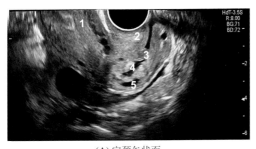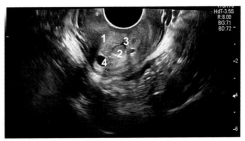

(A) 宫颈矢状面   (B) 宫颈横切面

1—子宫体；2—子宫颈；3—宫颈息肉；   1—子宫颈；2—宫颈息肉；3—宫颈管（积液）；
4—宫颈管（积液）；5—宫颈腺囊肿   4—宫颈腺囊肿

图2-4-1　宫颈息肉超声切面

【超声诊断要点】

① 二维超声：宫颈管内单发或多发等或低回声团，呈长条状、乳头状或舌状、条索状，蒂部位于宫颈管内，较大息肉常贯穿整个宫颈管（图2-4-2）。合并宫颈少量积液时宫颈息肉周围见无回声包绕，宫颈内口一般呈闭合状态（图2-4-3）。若妊娠合并宫颈息肉时宫颈内口可扩张，向上与宫腔下段处蜕膜组织界限不清，向下可达宫颈外口，甚至脱出于宫颈外口（图2-4-4）。

② 彩色多普勒超声：部分宫颈息肉蒂部可见点状或条状彩色血流信号，称血管蒂征（详见2.3.2子宫内膜息肉），血流信号发自宫颈肌层或宫颈内口处，由蒂部进入息肉内部，可测及中等阻力（RI>0.40）动脉血流频谱，以及低流速（4～8cm/s）静脉血流频谱（图2-4-4）。

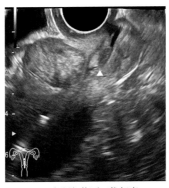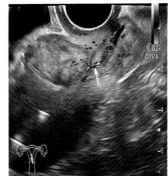

(A) 宫颈矢状面二维超声   (B) 宫颈矢状面彩色多普勒超声

图2-4-2　宫颈息肉（一）

（A）示宫颈管内可见一长条形等回声团（▲），大小约13mm×4mm，边界尚清楚，内部回声欠均匀。（B）示条状血流信号（→）自宫颈内口肌层进入等回声团。超声提示：宫颈管内等回声团，考虑宫颈息肉声像。宫腔镜术后病理：宫颈息肉

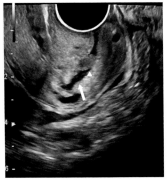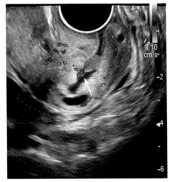

(A) 宫颈矢状面二维超声　　　　　(B) 宫颈矢状面彩色多普勒超声

图2-4-3　宫颈息肉（二）

（A）示宫颈管分离，内见液性暗区（→），宫颈管中部可见一个椭圆形低回声团（▲），大小约12mm×7mm，边界清楚，内部回声欠均匀。（B）示条状血流信号（→）自宫颈前唇肌层进入低回声团。超声提示：宫颈管中部低回声团，考虑宫颈息肉声像。宫腔镜术后病理：宫颈息肉

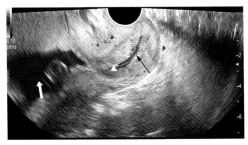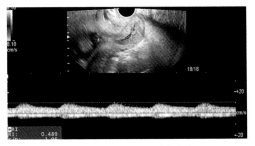

(A) 宫颈矢状面彩色多普勒超声　　　　　　(B) 宫颈矢状面频谱多普勒超声

图2-4-4　妊娠合并宫颈息肉

（A）示宫内可见孕囊回声（→），宫颈管内可见一长条形等回声团（▲），大小约38mm×3mm，贯穿整个宫颈管，边界欠清楚，内部回声均匀。CDFI示条状血流信号（→）自宫颈前唇肌层进入。（B）测及低速中等阻力（PSV：10.4cm/s，RI：0.49）动脉血流频谱。超声提示：宫颈管内等回声团，考虑宫颈息肉声像

【鉴别诊断】

（1）带蒂的子宫黏膜下肌瘤　较大的带蒂的子宫黏膜下肌瘤可以突入宫颈管内，形成宫颈管内实性占位声像，动态扫查可见其与子宫壁有蒂相连，致内膜基底层变形或中断，宫腔线变形、移位，肌瘤后方回声可有轻度衰减，彩色多普勒超声可见蒂部血流进入内部（图2-4-5）。宫颈息肉一般位于宫颈管，较大者可脱出至宫颈外口。

（2）子宫内膜息肉脱落至宫颈管　子宫内膜息肉蒂较长时，可脱落至宫颈管内甚至脱出宫颈外口，宫颈管内可见条状高回声团，子宫内膜息肉脱落至宫颈管时宫颈内口分开，息肉蒂部血流信号来自宫颈内口上方，此为两者鉴别的要点（图2-4-6）。

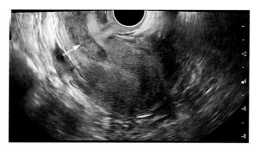

图2-4-5　带蒂的子宫黏膜下肌瘤脱入宫颈管内

二维超声示宫颈管内可见一长椭圆形低回声团（→），大小约42mm×11mm，自宫腔下段脱入宫颈管内，后壁下段内膜基底层中断，边界尚清楚，内部回声均匀。超声提示：子宫黏膜下肌瘤脱入宫颈管内。宫腔镜术后病理：子宫平滑肌瘤

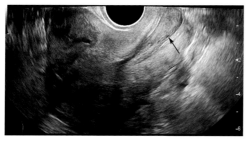 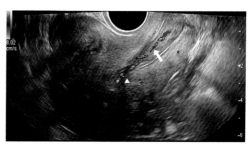

(A) 宫颈矢状面二维超声　　　　　　　　　　(B) 宫颈矢状面彩色多普勒超声

图2-4-6　子宫内膜息肉脱落至宫颈管

（A）示宫腔内可见一长条状高回声团（→），大小约46mm×12mm，自宫腔下段脱入宫颈管内并达宫颈外口，宫颈内口分开，边界尚清楚，内部回声均匀。（B）示条状血流信号（→）自子宫后壁下段（▲）进入高回声团。超声提示：宫腔下段至宫颈外口异常回声团，考虑子宫内膜息肉脱入宫颈管内。宫腔镜术后病理：子宫内膜息肉

【特别提示】

① 发现宫颈息肉时，要注意查找息肉的滋养血管来源，鉴别宫颈息肉和子宫内膜息肉、黏膜下肌瘤。

② 宫颈管内息肉，需观察息肉的数量、形态、大小和血流情况，尽可能为临床医生提供息肉蒂部的位置及宽度（蜕膜息肉）等信息，为临床治疗方案选择提供有效数据。

2.4.2　宫颈腺囊肿

【临床特点】

宫颈腺囊肿又称纳氏囊肿，是宫颈的生理性变化或慢性炎症的表现，是因宫颈腺管口阻塞或受压变窄导致腺体分泌物引流受阻，液体潴留而形成的囊肿。单发或多发，大小差异较大，可从数毫米至数厘米，可发生于宫颈的任何部位。位于宫颈外口附近的囊肿常于妇科检查时发现，表现为单个或多个青白色小囊肿，而深部的囊肿由于肉

眼观察无明显异常而容易漏诊。患者多无自觉症状，伴有宫颈炎者可有白带增多。

【扫查要点与标准扫查手法】

经腹壁及经腔内超声均可显示病灶，经腔内超声显示更优。扫查要点与标准扫查手法详见 2.4.1 宫颈息肉。

【切面显示】

宫颈腺囊肿矢状面和横切面超声见图 2-4-7。

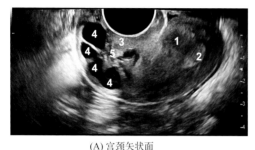 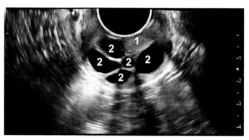

<table>
<tr><td>(A) 宫颈矢状面</td><td>(B) 宫颈横切面</td></tr>
<tr><td>1—子宫体；2—子宫内膜；3—宫颈；4—宫颈腺囊肿；
5—宫颈管</td><td>1—宫颈；2—宫颈腺囊肿</td></tr>
</table>

图2-4-7　宫颈腺囊肿超声切面

【超声诊断要点】

（1）二维超声　宫颈前唇或后唇内单发或多发类圆形无回声区，壁薄光滑，边界清楚，内部透声好，后方回声增强（图2-4-8）。当囊肿合并感染或出血时，囊内可见细密点状弱回声。囊肿较大时可导致宫颈不同程度的肥大，囊肿较大堵塞宫颈管时可引起宫腔积液。

（2）彩色多普勒超声　无回声区周边及内部无血流信号（图 2-4-8、图 2-4-9）。

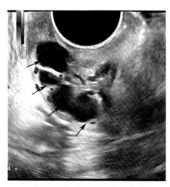 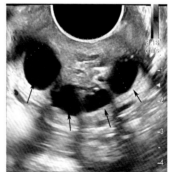

(A) 宫颈矢状面彩色多普勒超声　　(B) 宫颈横切面彩色多普勒超声

图2-4-8　宫颈腺囊肿

（A）、（B）示宫颈内可见多个类圆形无回声区（→），壁薄光滑，边界清楚，内部透声性好，后方回声增强。CDFI示无回声区周边及内部未见明显血流信号。超声提示：宫颈多发囊肿

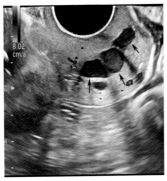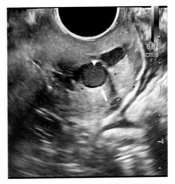

(A) 宫颈矢状面彩色多普勒超声　　　　(B) 宫颈横切面彩色多普勒超声

图2-4-9　宫颈腺囊肿合并感染

（A）、（B）示宫颈前后唇内可见多个类圆形无回声区（→），壁薄光滑，边界清楚，内部透声差，内见密集点状弱回声（▲），后方回声稍增强（→）。CDFI示无回声区周边及内部未见明显血流信号。超声提示：宫颈多发囊肿，囊内透声差，性质请结合临床

【鉴别诊断】

（1）宫颈妊娠　宫颈妊娠时孕囊内未见明显卵黄囊及胚芽时，其声像图也呈无回声区，位于宫颈管内或宫颈一侧实质内，但其周边回声多稍增强，周边可见短线状或点状血流信号，需结合停经史及血HCG进行鉴别（图2-4-10）。

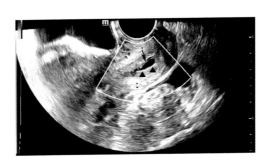

图2-4-10　宫颈妊娠

宫颈管内椭圆形无回声区（→），边界清楚，周边回声稍增强（▲），内部未见明显卵黄囊及胚芽。CDFI示无回声区周边可见点状血流信号，内未见明显彩色血流信号。超声提示：宫颈管内无回声区，未除外孕囊可能，请结合临床及HCG情况。清宫术后病理可见绒毛组织

（2）难免流产妊娠囊下移至宫颈管内　超声表现为宫颈管内无回声区，形态不规则，张力欠佳，内部可见卵黄囊或胚芽回声，妊娠囊周边未见明显血流信号。可结合停经史、血HCG情况、有无合并阴道出血进行鉴别。

【特别提示】

经阴道超声检查诊断宫颈腺囊肿较为简单，且具有较高的准确率。通过超声检查

能够清晰地显示宫颈腺囊肿的数目、大小及位置。宫颈腺囊肿一般无须治疗，定期复查即可。当发现囊肿较大或合并感染等引起临床症状时可采取必要的治疗措施。

2.4.3　宫颈肌瘤

【临床特点】

子宫颈平滑肌瘤简称宫颈肌瘤（cervical myoma），是特殊部位的子宫肌瘤，占子宫肌瘤的 4%～8%，来自宫颈间质肌组织或血管平滑肌组织，多发生于育龄期妇女。宫颈肌瘤较小时多无明显症状，通常表现为下腹疼痛和盆腔压力症状，如尿频、便秘，有时还伴有性交困难，一般无明显月经改变。由于其位置特殊，肌瘤牵拉宫颈，妇科检查时常表现为宫颈难以暴露、形态改变。

【扫查要点与标准扫查手法】

经腹壁及经腔内超声均可显示病灶，经腔内超声显示更优。扫查要点与标准扫查手法详见 2.4.1 宫颈息肉。另外，检查时通过多角度、多切面扫查，并对病灶的位置、大小、形态等进行观察，记录位置、边界、内部回声、血流信号等情况。

【切面显示】

宫颈肌瘤矢状面和横切面超声见图 2-4-11。

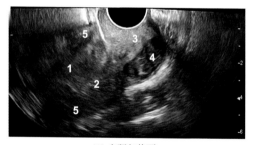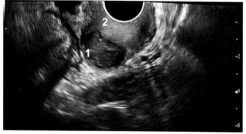

(A) 宫颈矢状面

1—子宫体；2—子宫内膜；3—宫颈；4—宫颈肌瘤；
5—宫壁肌瘤

(B) 宫颈横切面

1—宫颈肌瘤；2—宫颈

图2-4-11　宫颈肌瘤超声切面

【超声诊断要点】

（1）宫颈肌瘤可分为内生型（类似肌壁间肌瘤）、外生型（类似浆膜下肌瘤）和颈管型（类似黏膜下肌瘤）　内生型宫颈肌瘤表现为宫颈肌层异常回声团，多为低回声，少部分为高回声，边界清晰，肌瘤较小时宫颈及宫颈管形态、结构正常。肌瘤较大或多发性宫颈肌瘤可致宫颈增大变形，可压迫致宫颈管变形。颈管型宫颈肌瘤脱入宫颈管内，较大者可脱出宫颈外口，或病灶过大累及子宫下段。外生型宫颈肌瘤可凸出浆膜层外。肌瘤质地偏软，探头加压可变形。当部分肌瘤发生血液循环障碍时，肌瘤失去其原有的典型结构，称为肌瘤变性，超声表现为肌瘤内部回声不均匀，表现呈多样性，类似子宫肌瘤变性相关声像图表现。

（2）彩色多普勒超声　典型肌瘤周围可见环绕血流信号，内部血供可丰富或不丰富。

典型的宫颈肌瘤声像见图2-4-12～图2-4-15。

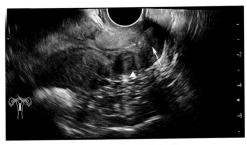 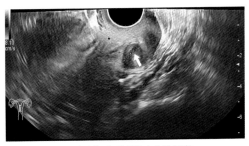

(A) 宫颈矢状面二维超声　　　　　　　(B) 宫颈矢状面彩色多普勒超声

图2-4-12　宫颈肌瘤（一）

（A）示宫颈形态正常，宫颈后唇（→）内见一个类圆形低回声团（▲），大小约18mm×11mm，边界清晰，内部回声欠均匀。（B）示低回声团周边可见点状血流信号，内部可见条状彩色血流信号（→）。超声提示：宫颈后唇低回团，考虑为宫颈肌瘤

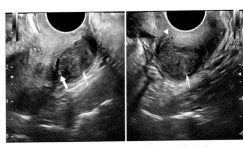 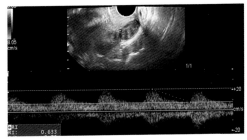

(A) 宫颈矢状面及横切面彩色多普勒超声　　　　(B) 宫颈矢状面频谱多普勒超声

图2-4-13　宫颈肌瘤（二）

患者因盆腔痛、下腹坠胀、经常有便意而就诊。（A）为经阴道超声检查，示宫颈增大，后唇增厚，宫颈后唇内见一个椭圆形低回声团（→），大小约33mm×16mm，边界清晰，内部回声欠均匀。CDFI示低回声团周边可见条状血流信号环绕（▲），内部可见小条状彩色血流信号（→）。（B）测中等速度低阻动脉频谱（PSV：21cm/s，RI：0.63）。超声提示：宫颈后唇低回团，考虑为宫颈肌瘤

【鉴别诊断】

（1）带蒂的子宫黏膜下肌瘤　脱落到宫颈管内的肌瘤容易被误认为宫颈肌瘤，带蒂的子宫黏膜下肌瘤位于宫颈管内时，可见肌瘤自宫腔脱落至宫颈管，蒂部可见内膜基底变形或缺损，边界清晰，彩色多普勒超声示其血流起源于宫体肌层（图 2-4-16）。

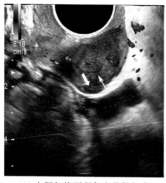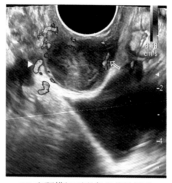

(A) 宫颈矢状面彩色多普勒超声　　　　(B) 宫颈横切面彩色多普勒超声

图2-4-14　宫颈肌瘤合并囊性变

患者因性交痛、盆腔疼痛而就诊。超声检查：宫颈增大，后唇增厚，宫颈后唇内见一个椭圆形低回声团（→），大小约30mm×18mm，边界清晰，向后唇浆膜外突出，内部回声不均匀，内可见不规则液性暗区（→）。CDFI示低回声团周边可见条状血流信号环绕（▲），内部可见小条状彩色血流信号（⇨）。超声提示：宫颈后唇低回声团，考虑为宫颈肌瘤。术后病理：平滑肌瘤并囊性变

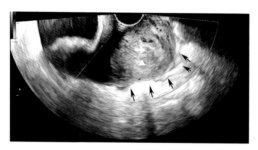

图2-4-15　宫颈肌瘤合并变性

患者因性交痛、阴道不规则出血而就诊。超声检查：宫颈增大，后唇增厚，宫颈后唇内见一个椭圆形高回声团（▲），大小约43mm×33mm，边界清晰，宫颈管前移，向后唇浆膜外突出（→），内部回声不均匀，可见散在小低回声区（→）。CDFI示高回声团周边及内部可见条状血流。超声提示：宫颈后唇高回声团，考虑为宫颈肌瘤。术后病理：平滑肌瘤并玻璃样变

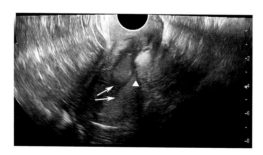

图2-4-16　带蒂的子宫黏膜下肌瘤

宫腔下段内至宫颈管内条带状低回声团（▲），大小约40mm×16mm，边界欠清，内部回声欠均匀，动态观察可见前壁中段内膜基底缺损（→），可见条状血流进入内部。超声提示：宫腔下段内至宫颈管内低回声团，考虑为黏膜下肌瘤脱入宫颈管可能，需与子宫内膜息肉鉴别。宫腔镜术后病理：平滑肌瘤

（2）宫颈癌　宫颈癌病变起源于内膜，因此有一面肯定是内膜面（外口或者宫颈管内膜），内部血供丰富，质地硬，探头触诊可感觉到，探头加压不变形，可移位。宫颈肌瘤起源于肌层内，不会突破肌层，内膜基底完整，可因压迫致宫颈管受压变形或移位，可向浆膜层外凸起，周围有环绕血流，内部血供可丰富或不丰富，质地偏软，探头加压可变形（图2-4-17）。

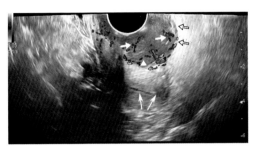

图2-4-17　宫颈癌

子宫萎缩，宫腔少量积液（→）。宫颈后唇较前唇增厚，宫颈管结构显示欠清，宫颈可见一个不规则形低回声团（▲），大小约39mm×20mm，边界欠清，大部分位于后唇，累及前唇，向浆膜外突出（⇨），表面边界欠清，内部回声欠均匀，宫颈管结构欠清。CDFI示低回声团周边及内部可见丰富条状血流信号（→）。超声提示：宫颈低回声团，考虑为宫颈癌可能。术后病理：宫颈鳞状细胞癌

【特别提示】

宫颈肌瘤较小时对月经影响较小，压迫症状如腹胀、尿频等不明显，往往在常规妇科超声检查时发现。宫颈肌瘤可在体内长期生长，瘤体可逐渐增大，甚至超越盆腔达腹腔，当肌瘤直径≥10cm，称为宫颈巨大肌瘤。较大的肌瘤会引起压迫症状，如腹胀、尿频等，宫颈巨大肌瘤可生长于宫颈的前壁、后壁及侧壁，以后壁最常见。当宫颈肌瘤体积较大时容易发生变性，超声表现为形态不规则、内部回声不均匀、边界不清，彩色多普勒超声探及较丰富血流信号，并可测及低阻动脉血流频谱，与宫颈癌难以鉴别诊断，需要进一步检查。

2.4.4　宫颈癌

【临床特点】

宫颈癌（cervical cancer）是最常见的妇科恶性肿瘤之一，严重威胁女性健康，高发年龄为40～50岁，高危型HPV持续感染是宫颈癌发生的重要因素，因各种刺激因素导致宫颈阴道部或移行区的鳞状上皮或宫颈管黏膜柱状上皮不典型增生所致。肉眼观察，宫颈癌主要有外生型、内生型、溃疡型及颈管型4种类型。前三种类型常向阴道穹隆部蔓延，临床医生在给患者做常规妇科检查时容易发现，后一种类型发生于宫颈管处，常向上累及宫体，常规妇科检查时不容易发现，需腔内超声辅助诊断。宫颈癌的病理分型主要包括鳞状细胞癌、腺癌、腺鳞癌，以及其他少见的病理类型。患者

早期症状不明显，典型临床表现多为接触性阴道出血、不规则阴道出血、绝经后阴道出血、异常阴道排液等。癌肿侵犯周围组织时可出现继发性症状，如尿路刺激征、大便异常、肾盂积水、肾功能不全等。宫颈细胞学筛查可尽早发现宫颈癌，但对于非高发人群女性仍有可能漏诊。HPV 疫苗能有效阻断高危型 HPV 的持续感染，从而有效降低宫颈癌及其癌前病变的发生率。

【扫查要点与标准扫查手法】

扫查要点：宫颈癌早期病灶较小，宫颈大小、形态、宫颈管结构仍正常，无论是经腹壁超声检查还是经阴道超声检查均难以发现，当癌肿增大造成宫颈形态学的改变时，经阴道超声检查能更清晰地显示病变范围。

标准扫查手法：详见 2.4.1 宫颈息肉。另外，扫查时注意观察病灶位置，病灶与宫颈内外口、宫颈管、浆膜层等的关系。调节深度按钮使宫颈图像约占屏幕的 1/3，清晰显示宫颈情况。

【切面显示】

宫颈癌矢状面和横切面超声见图 2-4-18。

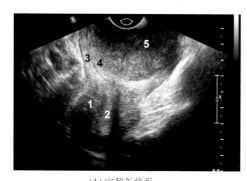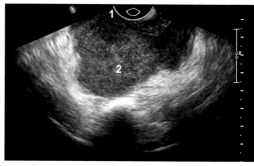

(A) 宫颈矢状面

1—子宫体；2—子宫内膜；3—宫颈；
4—宫颈管（受压前移）；5—宫颈癌

(B) 宫颈横切面

1—宫颈（受侵犯形态不规则）；2—宫颈癌

图2-4-18　宫颈癌超声切面

【超声诊断要点】

宫颈癌超声表现主要为宫颈的实性占位病灶，好发于宫颈外口两种上皮交接处，前唇发生概率最小，宫颈管发生概率较高，后唇发生概率最高。

（1）二维超声

① 内生型宫颈癌：宫颈体积可增大，宫颈管内膜异常增厚，回声减低，宫颈管内膜 - 肌壁分界线不平整、欠清，随着肿瘤生长，宫颈回声不均匀，局部呈实性不均质低回声，宫颈正常肌层厚度变薄（对称或不对侧）或消失，宫颈管不居中，宫颈管内部结构紊乱或结构消失（图 2-4-19、图 2-4-20）。

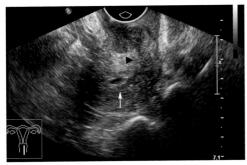

(A) 宫颈矢状面二维超声

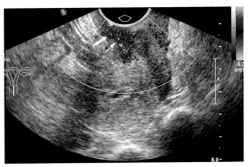

(B) 宫颈矢状面彩色多普勒超声

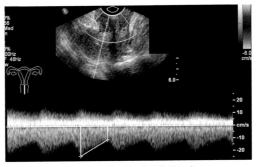

(C) 宫颈矢状面频谱多普勒超声

图2-4-19　内生型宫颈癌

（A）示子宫萎缩，宫腔少量积液（→）。宫颈回声不均匀，宫颈前唇较后唇增厚，宫颈前唇可见一个不规则形低回声团（▲），大小约21mm×13mm，边界欠清，内部回声欠均匀，低回声团向后挤压宫颈管，宫颈管结构欠清。（B）示低回声团周边及内部可见丰富、杂乱分布、条状血流信号（→）。（C）测及中等速度低阻动脉频谱（PSV：24cm/s，RI：0.55）。超声提示：宫颈前唇低回声肿物，未除外宫颈癌可能。宫腔少量积液。阴道镜检查怀疑为宫颈癌。宫颈活检病理：鳞状细胞癌。术后病理：宫颈中-低分化鳞状细胞癌

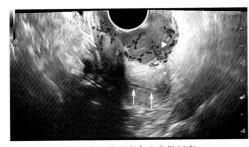

(A) 宫颈矢状面彩色多普勒超声

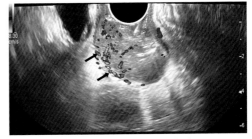

(B) 宫颈矢状面彩色多普勒超声

图2-4-20

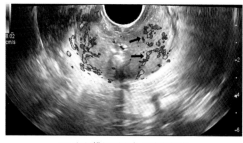

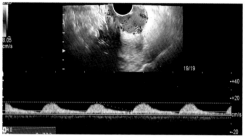

(C) 宫颈横切面彩色多普勒超声　　　　　　　(D) 宫颈矢状面频谱多普勒超声

图2-4-20　内生型宫颈癌（溃疡型）

（A）～（C）示子宫萎缩，宫腔少量积液（→）。宫颈后唇较前唇增厚，宫颈管结构显示欠清，宫颈可见
一个不规则形低回声团（▲），大小约39mm×20mm，边界欠清，大部分位于后唇，累及前唇，向阴道后穹
隆凸起，边界欠清，表面不光滑，局部可见液性暗区，透声欠佳。内部回声不均匀，可见斑片状强回声。
低回声团向后挤压宫颈管，宫颈管结构欠清。CDFI示低回声团周边及内部可见丰富条状血流信号（→）。
（D）测及中等速度中等阻力动脉频谱（PSV：14cm/s，RI：0.72）。超声提示：宫颈低回声肿物，未除外
宫颈癌可能。阴道镜检查：宫颈口菜花样赘生物，表面溃疡，触之易出血，阴道后穹隆增厚，可疑浸润，考
虑宫颈癌ⅡA1期。术后病理：宫颈低分化鳞状细胞癌

　　② 外生型宫颈癌：宫颈结构尚正常，宫颈形状不规则，宫颈外口处可见实性不均
质低回声团，向外突出，边界欠清（图 2-4-21、图 2-4-22）。
　　③ 肿瘤引起宫颈管狭窄或堵塞时，宫腔内可见积液。发生宫旁浸润时，宫
颈结构杂乱，子宫下段肌层、内膜与宫颈分界不清，盆腔结构杂乱（图 2-4-23 ～
图 2-4-25）。

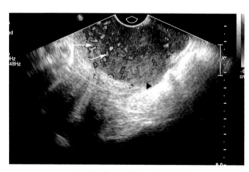

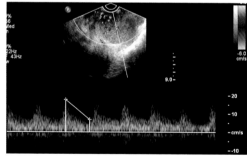

(A) 宫颈矢状面彩色多普勒超声　　　　　　　(B) 宫颈矢状面频谱多普勒超声

图2-4-21　外生型宫颈癌（一）

（A）示宫颈不规则增大，后唇较前唇明显增厚，宫颈后唇可见一个椭圆形低回声团（▲），大小约
69mm×51mm，边界欠清，低回声团向前推压致宫颈管前移，局部向后隆起，内部回声欠均匀。CDFI示
低回声团周边及内部可见丰富条状血流信号（→）。（B）测及中等速度低阻动脉频谱（PSV：17.7cm/s，
RI：0.61）。超声提示：宫颈后唇低回声肿物，考虑为宫颈癌。阴道镜检查怀疑为宫颈癌。宫颈活检病理：
腺癌。术后病理：乳头状鳞状细胞癌

④ 肿物侵犯膀胱时，膀胱后壁连续性中断，肿物与膀胱后壁分界欠清，肿块增大压迫输尿管时可出现患侧输尿管扩张及肾盂积水。肿块向后或向宫旁生长时，宫颈结构杂乱，盆腔内器官结构关系混乱不清。

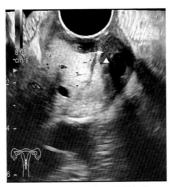 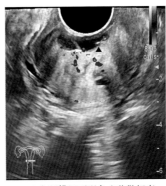

(A) 宫颈矢状面彩色多普勒超声　　　　(B) 宫颈横切面彩色多普勒超声

图2-4-22　外生型宫颈癌（二）

（A）、（B）示宫颈增大，宫颈右后唇可见一个不规则形低回声团（▲），大小约11mm×3mm，向宫颈外口凸出，边界欠清，内部回声欠均匀。CDFI示低回声团周边及内部可见稍丰富、杂乱分布、条状血流信号（→）。超声提示：宫颈右后唇低回声肿物，未除外宫颈癌可能，建议进一步检查。阴道镜检查怀疑为宫颈癌。宫颈活检病理：鳞状细胞癌。术后病理：宫颈低分化鳞状细胞癌

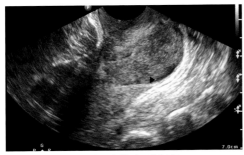 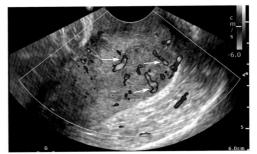

(A) 宫颈矢状面二维超声　　　　　　(B) 宫颈矢状面彩色多普勒超声

图2-4-23　宫颈癌侵犯子宫体下段

（A）示宫颈明显增大，内部回声不均匀，宫颈内可见一个椭圆形等回声团（▲），大小约46mm×33mm，边界欠清，内部回声尚均匀，宫颈管结构显示不清，向上与子宫体部分界不清。（B）示等回声团周边及内部可见杂乱分布、条状血流信号（→）。超声提示：宫颈等回声肿物，考虑为宫颈癌可能。阴道镜检查怀疑为宫颈癌。宫颈活检病理：鳞状细胞癌。术后病理：宫颈透明细胞癌，癌组织侵犯子宫颈深肌层（>1/2肌壁），累及子宫体下段浅肌层

（2）彩色多普勒超声　正常的宫颈组织内血流信号不丰富，宫颈癌时病灶周边及内部血流信号丰富，呈分支状血流或条状血流信号，可探及低阻力型动脉频谱。

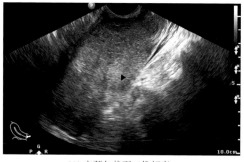
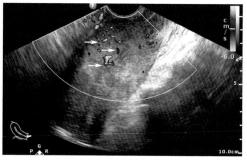

(A) 宫颈矢状面二维超声　　　　　　　　　　　(B) 宫颈矢状面彩色多普勒超声

图2-4-24　宫颈癌侵犯子宫体

（A）示宫颈明显增大，宫颈后唇较前唇明显增厚，宫颈后唇可见一个不规则形低回声团（▲），大小约62mm×44mm，边界欠清，内部回声欠均匀，低回声团向前挤压宫颈管，宫颈管结构显示不清，向上与子宫体部分界不清。（B）示低回声团周边及内部可见杂乱分布、条状血流信号（→）。超声提示：宫颈后唇低回声肿物，考虑为宫颈癌可能。阴道镜检查怀疑为宫颈癌。宫颈活检病理：鳞状细胞癌。术后病理：宫颈角化性浸润性鳞状细胞癌，宫体肌层受累，左侧宫旁淋巴结转移

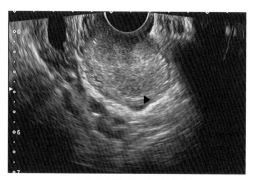
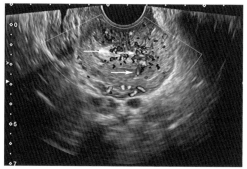

(A) 宫颈病灶最大切面二维超声　　　　　　　　(B) 宫颈病灶最大切面彩色多普勒超声

图2-4-25　宫颈癌

（A）示宫颈形态不规则增大，宫颈左后唇见不规则低回声团（▲），大小约46mm×32mm，边界不清，向浆膜外突出，内部回声欠均匀，宫颈管结构显示不清。（B）示低回声团周边及内部可见丰富、杂乱分布、条状血流信号（→）。超声提示：宫颈左后唇低回声肿物，考虑为宫颈癌可能。阴道镜检查怀疑为宫颈癌。宫颈活检病理：鳞状细胞癌。术后病理：宫颈低分化腺癌

【鉴别诊断】

（1）宫颈肌瘤　宫颈癌病变起源于内膜，因此有一面肯定是内膜面（外口或者宫颈管内膜）；肌瘤起源于肌层内，不会突破肌层，内膜基底完整，但可压迫致宫颈管受压变形或移位，可向浆膜层外凸起。肌瘤周围有环绕血流，内部血供可丰富或不丰富；宫颈癌血供丰富，没有环绕血流。肌瘤质地偏软，探头加压可变形；宫颈癌质地硬，探头触诊可感觉到，探头加压不变形，可移位（图2-4-26）。

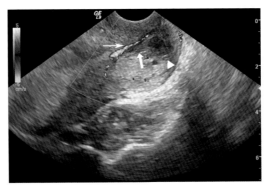

图2-4-26　宫颈肌瘤

彩色多普勒超声示宫颈后唇可见一个椭圆形低回声团（▲），大小约9mm×6mm，边界清楚，内部回声尚均匀。CDFI示低回声团周边可见条状血流信号环绕（→），内部可见点状血流信号（→）。超声提示：宫颈后唇低回声团，考虑为宫颈肌瘤

（2）转移性宫颈恶性滋养细胞肿瘤　转移性宫颈恶性滋养细胞肿瘤患者有停经史，血HCG异常升高，妊娠反应阳性，多于停经6～8周出现不规则阴道流血。超声表现：子宫异常增大，宫腔内或宫壁肌层内、宫颈内可见不均质混合回声区，边界不清，内部回声不均匀，血流信号丰富。宫颈癌患者不伴有停经史，血HCG正常，超声表现宫体一般正常，病灶主要位于宫颈。

【特别提示】

① 宫颈细胞学检查是发现宫颈癌前病变和早期宫颈癌的主要方法。

② 检查宫颈病变时容易漏诊，应仔细观察宫颈大小、形态、内部回声，重点观察病变位置、范围、形态、回声及与子宫肌层的关系，彩色血流分布状况，宫旁是否有病灶。

③ 经阴道超声发现宫颈回声、宫颈管位置、宫颈形态改变，应建议临床进行进一步检查，以免造成漏诊。

2.4.5　宫颈功能不全

【临床特点】

宫颈功能不全又称子宫颈内口闭锁不全，由于先天或后天等因素导致宫颈内口括约肌形态、结构或功能缺陷，宫颈发生病理性扩张松弛，导致在足月妊娠前出现进行性、无痛性的宫颈管缩短、消退及宫口扩张，羊膜囊膨出，最终发生复发性中、晚期流产或早产。本病发病率占妊娠女性的0.1%～0.8%，有宫颈手术史、宫腔操作史、子宫畸形及双胎妊娠等女性是高危人群。孕妇可无不适感，部分有盆腔压迫感、阴道黏液分泌物增多等表现。

【扫查要点与标准扫查手法】

扫查要点：目前超声检查宫颈功能不全主要有经腹壁超声、经会阴超声以及经阴道超声3种方式，由于经腹壁超声受腹壁脂肪、膀胱以及胎头的遮挡等因素，宫颈图像显示欠佳，建议使用经会阴或经阴道进行检查，检查准确性为经阴道超声＞经会阴超声＞经腹壁超声。经阴道超声可清晰显示宫颈长度及宫颈的形态及宫颈内口漏斗。

标准扫查手法：详见 2.4.1 宫颈息肉。轻柔地将探头放入阴道至穹隆处，获取宫颈正中矢状切面，确保没有过度用力，调整深度使宫颈占据屏幕 2/3 的面积，确保能看到宫颈内口和外口，观察宫颈内口有无漏斗形成、羊膜囊有无突入，以及羊膜腔有无碎片、前置血管、前置胎盘等。沿子宫颈管测量宫颈内口到宫颈外口的距离，即为宫颈长度，建议动态观察 3min，在此时间内测量 3 次，取最短的正确测量值。

【切面显示】

宫颈矢状面超声见图 2-4-27。

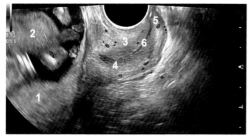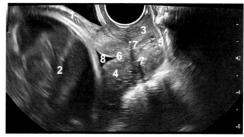

(A) 宫颈矢状面

1—子宫体；2—胎儿；3—宫颈；4—宫颈内口；
5—宫颈外口；6—宫颈管

(B) 宫颈矢状面

1—子宫体；2—胎头；3—宫颈；4—宫颈内口；
5—宫颈外口；6—宫颈管；7—环扎线；8—扩张的宫颈内口

图2-4-27　正常宫颈及宫颈环扎术后超声切面

【超声诊断要点】

（1）正常宫颈声像　正常宫颈管常呈弧形，呈线状闭合，正常宫颈内口闭合，形态呈 T 形。正常妊娠中期宫颈长度是 25 ～ 48mm，妊娠晚期宫颈进行性缩短，但不少于 25mm。

（2）宫颈功能不全超声诊断要点

① 妊娠 15 ～ 24 周宫颈长度≤ 25mm。

② 宫颈内口扩张，宽度大于 15mm。宫颈内口扩张，形成漏斗状，宫颈漏斗的形态从"Y"字形、"V"字形逐步进展为"U"字形。

③ 宫颈管宽度＞ 6mm。

④ 羊膜囊向宫颈管内突入。

以上情况符合其中之一即可诊断为宫颈功能不全。

典型的宫颈功能不全超声声像图及宫颈管的各种形态见图 2-4-28 ～图 2-4-34。

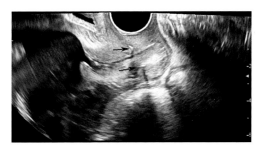

图2-4-28 宫颈长度正常（宫颈环扎后）

宫颈管长约35mm，宫颈中下段见环扎线回声（→），距离宫颈内口约20mm，距离宫颈外口约15mm，宫颈内口闭合，呈"T"形。超声提示：宫颈环扎术后，宫颈管长度在正常范围内

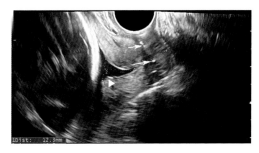

图2-4-29 宫颈功能不全（"Y"形漏斗）（一）

闭合宫颈管长约20mm，宫颈中下段见环扎线回声（→），距离宫颈内口约10mm，距离宫颈外口约9mm，宫颈内口呈"Y"形漏斗状扩张（▲），漏斗宽约12mm、长约16mm。超声提示：宫颈环扎术后，宫颈内口扩张，剩余闭合宫颈管短，考虑为宫颈功能不全

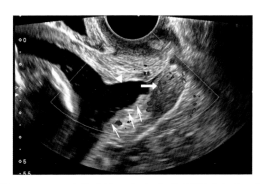

图2-4-30 宫颈功能不全（"Y"形漏斗）（二）

闭合宫颈管长约13mm，宫颈内口呈"Y"形漏斗状扩张（▲），漏斗宽约20mm、长约25mm，可见羊膜囊突入（→），内见片状低回声团（→），随体位改变可移动。超声提示：宫颈内口扩张，剩余闭合宫颈管短，考虑为宫颈功能不全。羊膜腔内低回声团，考虑为羊膜腔碎片沉淀

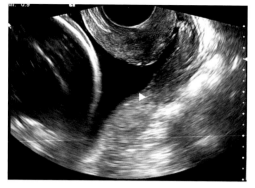

图2-4-31 宫颈功能不全（"V"形漏斗）

闭合宫颈管长约3mm，宫颈内口开放，宫颈管分离呈"V"形漏斗状（▲），漏斗宽约34mm、长约35mm，可见羊膜囊突入。超声提示：宫颈内口扩张，宫颈管分离，剩余闭合宫颈管短，考虑为宫颈功能不全

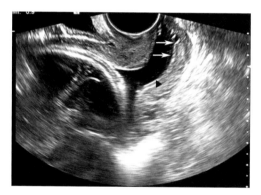

图2-4-32 宫颈功能不全（"U"形漏斗）（一）

闭合宫颈管长约4mm，宫颈内口开放，宫颈管分离呈"U"形漏斗状（▲），漏斗宽约9mm、长约32mm，可见羊膜囊突入（→）。超声提示：宫颈内口扩张，宫颈管分离，剩余闭合宫颈管短，考虑为宫颈功能不全

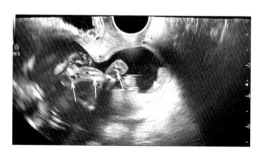

图2-4-33 宫颈功能不全（"U"形漏斗）（二）

闭合宫颈管长约4mm，宫颈内口开放，宫颈管分离呈"U"形漏斗状（▲），漏斗宽约17mm、长约29mm，宫颈管内见胎体回声（→）。超声提示：宫颈内口扩张，剩余闭合宫颈管短，考虑为宫颈功能不全

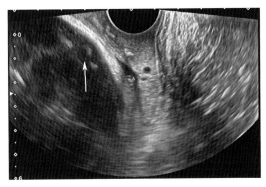

图2-4-34　宫颈功能不全

闭合宫颈管长约8mm，宫颈内口开放、展平，宫颈管分离，内见胎头回声（→）。超声提示：宫颈内口扩张，剩余闭合宫颈管短，考虑为宫颈功能不全

【鉴别诊断】

本病需与先天性宫颈管短或子宫颈锥切术后单纯宫颈管短相鉴别。先天性宫颈管短，常于妊娠前已知晓，妊娠中后期宫颈管无明显进行性缩短，宫颈内口闭合。子宫颈锥切术后患者，宫颈管多数偏短，在合并妊娠时，如宫颈管长度未进行性缩短，内口未开，则属于单纯的宫颈管短；如宫颈内口张开，宫颈管长度进行性缩短，则考虑合并宫颈功能不全。宫颈功能不全不能仅根据一次检查结果判定，医生在诊断时需结合患者病史及动态观察综合考虑。

【特别提示】

① 宫颈的长度因人而异，宫颈功能不全的诊断不能仅根据超声测量值判断，应结合患者的临床表现和病史综合考虑。

② 检查前患者一定要排空膀胱，充盈的膀胱会把宫颈管拉长，导致假阴性。

③ 检查时显示宫颈正中矢状切面，探头不要加压，不挤压宫颈，完整显示宫颈内口和外口，宫颈前后唇对称，测量时沿宫颈黏膜线测量，测量多次，取最短值，而不是平均值或最大值。

④ 注意不要把收缩的子宫下段误认为宫颈，遇到该情况，应过一段时间待宫缩后再观察，以宫颈内口来辨别。

⑤ 对于宫颈内口、外口显示不清晰的患者，注意询问有无宫颈手术史。

⑥ 测量宫颈时，应注意观察宫颈回声、有无息肉或赘生物，观察宫颈内部血流情况，及早发现早期癌灶，观察内口有无血管前置、有无胎盘前置。

⑦ 宫颈长度及形态可因孕妇体位改变而变化，如孕妇在站立或行走时宫颈承受了压力，导致宫颈内口开放，平躺后宫颈承受压力减小，宫颈内口便关闭。

⑧ 预测宫颈缩短及早产的最佳时机：如有宫颈功能不全病史者，从第14～24周

开始超声监测宫颈，每 2 周监测 1 次；如无宫颈功能不全病史者，第 16 ～ 22 周超声观察宫颈是预测宫颈缩短及早产的最佳时期。

2.5 宫内节育器

【临床特点】

宫内节育器（intrauterine device，IUD）是目前主要的避孕方法之一。由于其具有安全、有效、经济、可逆（取出后即可恢复生育能力）等优点，在我国约半数有避孕需求的女性采用 IUD 作为避孕措施。IUD 置入宫腔后，通过改变宫腔内环境，影响精子的活动力，同时引起子宫内膜无菌性炎症，干扰受精卵着床。

宫内节育器一般由防腐塑料或金属制成，可附有避孕药物。按形状分类，IUD 可分为圆形环、"T"形环、宫形环、"Y"形环等。IUD 正常应位于宫底部，无明显不适，位置异常（包括嵌顿、下移、脱落）时可出现带器妊娠、宫腔感染及子宫穿孔等并发症，出现阴道不规则出血、腹痛、腹胀及发热等症状。

【扫查要点与标准扫查手法】

经腹壁及经腔内超声扫查均能显示正常 IUD 的位置，以经腔内超声扫查更直观、准确。

扫查要点与标准扫查手法（经腔内超声）：详见 2.4.1 宫颈息肉。另外，检查时于宫腔内寻找节育器回声，重点观察不同形状分类的节育器在宫腔内的位置情况。

【切面显示】

宫内节育器子宫矢状面和横切面超声见图 2-5-1。

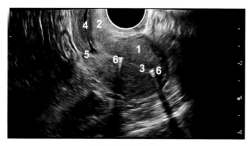

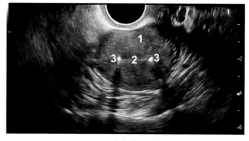

(A) 子宫矢状面

(B) 子宫横切面

1—子宫体；2—宫颈；3—子宫内膜；4—宫颈管；5—剖宫产瘢痕；6—节育器

1—子宫体；2—子宫内膜；3—节育器

图2-5-1 宫内节育器（圆形环）超声切面

【超声诊断要点】

（1）宫内节育器位置正常　目前临床使用的节育器形态各异，超声表现也各有特点，超声检查时观察节育器的重点是确定其位置是否正常、有无嵌入肌层、有无下移等情况。三维超声成像可直观显示并明确节育器形态及位置。现就两种特殊形态的节育器超声进行分享。

① 宫内吉妮环：吉妮环由顶端的一个针尖及主体的 6 节金属构成，正常情况下二维超声可见吉妮环顶点表现为点状强回声，位于宫底部子宫肌层内，其主体为 6 节高回声伴彗星尾征及后方回声衰减（图 2-5-2）。

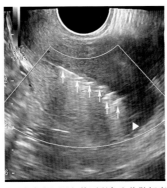 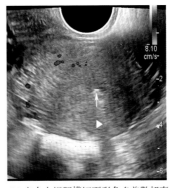

(A) 宫内吉妮环矢状面彩色多普勒超声　(B) 宫内吉妮环横切面彩色多普勒超声

图2-5-2　宫内吉妮环位置正常

→：金属；▲：针尖

② 宫内曼月乐环：曼月乐环由两侧翼及主体药盒构成，二维超声可见曼月乐环位于宫腔内，矢状面可观察到药盒主体，表现为宫腔内长条状高回声伴宽大声影；横切面需动态观察其两侧翼顶点及药盒顶点，三者表现为三个点状强回声伴后方声影，正常两侧翼顶点应分别位于两侧子宫角区（图 2-5-3）。

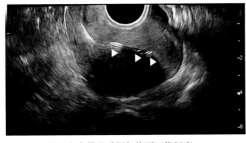 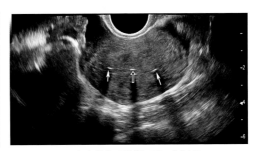

(A) 宫内曼月乐环矢状面二维超声　　　　　(B) 宫内曼月乐环横切面二维超声

图2-5-3　宫内曼月乐环位置正常

▲：药盒；⇨：两侧翼顶点；→：药盒顶点

（2）宫内节育器位置下移　即节育器可下移至宫腔下段、宫颈管内等。超声表现为节育器上缘不贴近宫腔底部，上方可见子宫内膜回声，或节育器顶端距离宫底浆膜层 >2cm（该处肌层无占位性病变时），或下缘达宫颈内口以下（图 2-5-4 ～图 2-5-7）。

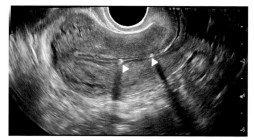

图2-5-4　宫内节育器（圆形环）（▲）下移至宫腔下段

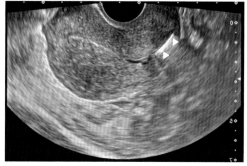

图2-5-5　宫内节育器（曼月乐环）（▲）下移至宫颈管内

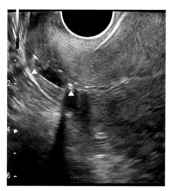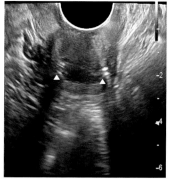

(A) 子宫前壁下段矢状面二维超声　　　(B) 子宫前壁下段横切面二维超声

图2-5-6　宫内节育器（曼月乐环）（▲）下移至子宫前壁瘢痕憩室内

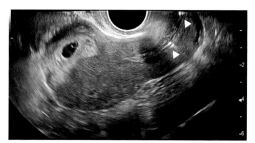

图2-5-7　宫内节育器（▲）下移至宫颈管内合并宫内妊娠

（3）宫内节育器肌层嵌顿　超声表现为节育器强回声部分或完全位于子宫肌层，周围可见肌层环绕（图 2-5-8～图 2-5-11）。

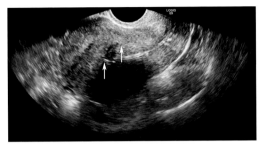
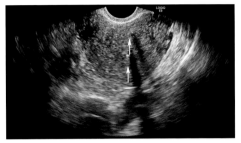

(A) 子宫矢状面二维超声　　　　　　　　　　　　(B) 子宫横切面二维超声

图2-5-8　节育器（曼月乐环两侧翼）嵌顿

（A）示曼月乐环药盒顶端稍嵌入子宫前壁肌层，前壁肌层内可见两侧翼顶点点状强回声伴声影（→）；
（B）示前壁肌层可见两侧翼点状强回声伴声影（→）

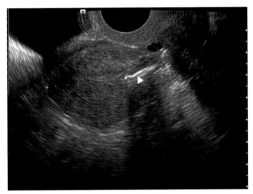
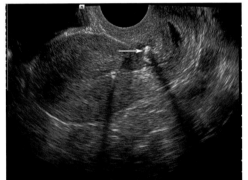

(A) 子宫矢状面二维超声　　　　　　　　　　　　(B) 瘢痕憩室最大切面二维超声

图2-5-9　宫腔节育器位置下移及嵌顿（一）

宫内节育器（▲）下移至宫腔下段，上端距宫底浆膜层36mm，节育器部分（→）嵌入前壁下段瘢痕憩室内

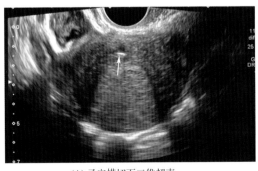
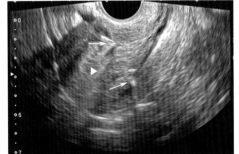

(A) 子宫横切面二维超声　　　　　　　　　　　　(B) 子宫矢状面二维超声

图2-5-10　宫腔节育器位置下移及嵌顿（二）

子宫内膜回声呈蜂窝状（▲），宫内节育器下移并部分嵌顿于子宫前后壁（→）

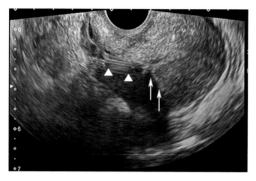

图2-5-11　宫腔节育器位置下移及嵌顿声（三）

宫内节育器（"T"形环）（▲）位置下移，下端位于宫颈内口处，一侧臂部分（→）嵌顿于子宫前壁下段

（4）宫内节育器异位致子宫穿孔　宫腔内未见节育器回声，或仅见位置异常的节育器回声，子宫浆膜层局部连续性中断，在子宫旁或腹腔内可见节育器强回声。

（5）IUD脱落　经多切面多角度扫查，子宫内均未探及节育器回声。

（6）并发症　少数戴节育器者可发生子宫内膜炎、输卵管炎、盆腔脓肿等。

【鉴别诊断】

宫内钙化灶或宫内积气：宫内钙化灶或宫内积气的超声表现类似IUD，结合病史可进行鉴别。宫内钙化灶或宫内积气的超声表现均为宫腔内点状或片状强回声，形态不规则，部分钙化灶后方部分伴有彗星尾征或后方声影。宫内积气强回声可见多重反射，形态及位置随体位变动而改变（图2-5-12、图2-5-13）。宫内节育器患者有放置宫内节育器的病史，宫内节育器多有特定形态，如"T"形、"O"形等。医生检查时可根据患者病史鉴别。

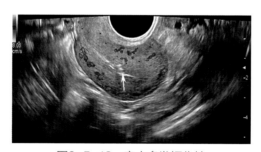

图2-5-12　宫内多发钙化灶

（产后60天）宫腔内可见多个条状、点状强回声（→），后伴淡声影。CDFI示宫腔内强回声周边及内部未见明显血流信号。超声提示：宫内多发钙化灶

【特别提示】

① 注意观察节育器的位置、形态、距离宫底浆膜层的距离，双侧臂的位置，有无合并妊娠、血肿等。

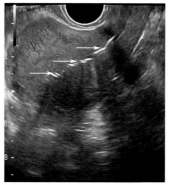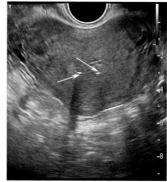

(A) 子宫矢状面二维超声　　　　　(B) 子宫横切面二维超声

图2-5-13　宫内积气

（引产术后22天）子宫增大，宫腔线欠清，宫腔内可见多发点状、短线状强回声（→），强回声的形态、位置随体位变动而改变，后伴振铃现象。超声提示：宫内积气

② 超声检查（尤其三维超声）能准确地判断宫内有无节育器及其位置，观察有无节育器下移或嵌顿，也可引导节育器放置或取出。

③ 宫内节育器嵌顿：当节育器嵌顿于肌壁或穿破子宫时，强回声可伴彗星尾征，结合病史有助于鉴别。

2.6　剖宫产术后子宫瘢痕及瘢痕憩室

【临床特点】

子宫切口愈合不良是剖宫产术后常见的并发症，可能与手术切口缝合欠佳及切口修复不良等有关。因瘢痕处子宫肌层及内膜变薄或缺失，可局部形成憩室。主要临床表现为下腹痛、不规则阴道出血或月经紊乱，可合并感染症状，甚至出现受精卵在瘢痕处着床，导致瘢痕妊娠。

【扫查要点与标准扫查手法】

经腹壁超声常不能清晰地显示瘢痕位置及有无憩室形成，故以经腔内超声扫查为主。

扫查要点与标准扫查手法（经腔内超声）：详见2.4.1宫颈息肉。另外，重点观察子宫峡部瘢痕及憩室情况，测量瘢痕与浆膜层最薄处的距离。

【切面显示】

剖宫产术后子宫瘢痕及瘢痕憩室子宫矢状面超声见图2-6-1。

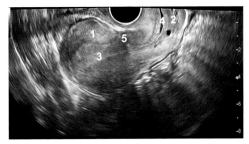 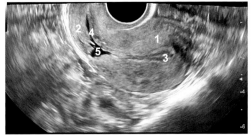

(A) 子宫矢状面

1—子宫体；2—宫颈；3—子宫内膜；4—宫颈管；
5—剖宫产术后瘢痕

(B) 子宫矢状面

1—子宫体；2—宫颈；3—子宫内膜；4—宫颈管；
5—剖宫产术后瘢痕憩室

图2-6-1　剖宫产术后子宫瘢痕及瘢痕憩室超声切面

【超声诊断要点】

（1）子宫瘢痕　子宫前壁下段表面欠光滑，切口处条状回声或团块状不均匀低回声，但浆膜层尚连续，彩色多普勒超声显示血流信号无异常（图2-6-2）。

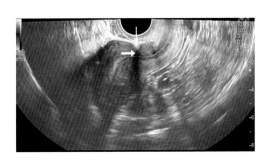

图2-6-2　子宫前壁下段瘢痕

子宫前壁下段表面欠光滑，表面可见凹陷（→），后方可见条状低回声（➡），浆膜层尚连续，CDFI示未见明显血流信号

（2）子宫瘢痕憩室　子宫前壁下段瘢痕处肌层连续性中断，局部可见不规则形无回声区，与宫腔及宫颈管相通，无回声区形态多样，可呈三角形、半圆形、楔形、城垛样、囊袋样或不规则形。彩色多普勒超声显示无回声区周边及内部无血流信号（图2-6-3、图2-6-4）。

【鉴别诊断】

（1）宫颈囊肿　宫颈囊肿常多发，位于宫颈实质，呈类圆形无回声区，边界清晰，内部透声好，后方回声增强，不与宫腔相通。子宫瘢痕憩室多位于子宫前壁下段，与宫腔及宫颈管相通，无回声区形态多样，探头加压时无回声区大小可变化。

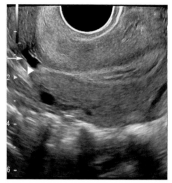
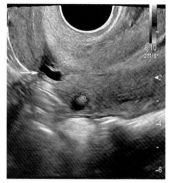

(A) 瘢痕憩室二维超声　　　　　　　(B) 瘢痕憩室彩色多普勒超声

图2-6-3　子宫前壁下段瘢痕憩室（一）

（A）示子宫前壁下段表面欠光滑（→），瘢痕处肌层不连续，可见不规则形无回声区（▲），大小约6mm×4mm，该处残余肌层最薄处厚约2.5mm，无回声区与宫腔及宫颈管相通；（B）示无回声区周边及内部未见明显血流信号

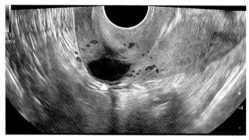
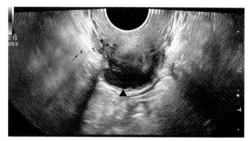

(A) 子宫矢状面彩色多普勒超声　　　　　　(B) 子宫横切面彩色多普勒超声

图2-6-4　子宫前壁下段瘢痕憩室（二）

子宫前壁下段瘢痕处浆膜层连续，肌层连续性中断、局部缺失，可见不规则形无回声区（▲），大小约15mm×11mm，该处未见明显肌层回声，浆膜层最薄处厚约1mm，无回声区与宫腔及宫颈管相通。CDFI示无回声区周边及内部未见明显血流信号

（2）宫腔下段积液　宫腔下段积液为宫腔下段至宫颈内口之间的无回声区，前壁肌层连续性好。瘢痕憩室多位于子宫前壁瘢痕处。

（3）瘢痕妊娠　早期瘢痕处妊娠未见卵黄囊及胚芽时，孕囊形态呈椭圆形，不与宫腔相通，仔细扫查可见无回声区周边回声增强，可结合血HCG阳性及停经史鉴别。瘢痕憩室无回声区形态多样，周边回声无增强且与宫腔相通。

【特别提示】

① 仔细观察子宫前壁下段切口愈合情况，有憩室的需测量憩室的宽度、深度甚至容积、残余肌层厚度，以评估严重程度（图2-6-5）。

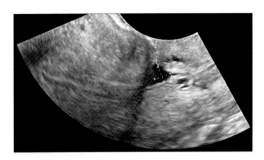

图2-6-5　瘢痕憩室的测量示意图

②瘢痕憩室的形态及大小可随月经周期及检查时探头加压而变化，需动态观察。

③瘢痕憩室有可能出现憩室处妊娠，有胎盘植入及妊娠子宫破裂等风险，瘢痕妊娠患者应测量瘢痕处与浆膜层最薄处的距离。

第3部分

卵巢及输卵管超声检查

近年来，随着超声技术的发展，超声检查已经成为评估卵巢或输卵管病变的首选检查方法。超声在评估卵巢及输卵管病变上具有高度敏感性和特异性，操作简便且无辐射，因此在临床上应用广泛。超声检查能为临床妇科疾病的诊疗提供更准确、全面、有效的信息，以推动妇科医学的迅速发展。本章将归纳整理常见的卵巢及输卵管占位性病变的典型超声表现，详细阐述卵巢良、恶性肿块的超声表现及检查注意事项。

3.1 卵巢功能监测

【临床特点】

卵巢功能是指卵巢内卵泡生长、发育形成可受精卵母细胞的能力，是反映女性生育能力的重要指标。临床可通过测定基础激素水平及超声检查等多种方法来综合评估卵巢功能。

超声监测卵巢功能主要观察双侧卵巢基础窦卵泡数、卵泡生长速度及监测排卵情况。双侧卵巢基础窦卵泡计数（antral follicle count，AFC）是指双侧卵巢内直径 $2 \sim 10$mm 的卵泡数量，是反映卵巢储备功能的重要指标。当双侧窦卵泡数少于 $5 \sim 7$ 个时，提示卵巢储备功能减退可能。监测卵泡的生长速度对预测排卵具有重要作用，自然周期内卵泡增长速度为 $1.7 \sim 3.0$mm/d，优势卵泡增长速度较快，为 $1.0 \sim 2.0$mm/d，临近排卵时增长速度可达 $2.0 \sim 3.0$mm/d。围排卵期超声主要监测成熟卵泡大小、形态、数目以及是否排卵。

【扫查要点与标准扫查手法】

详见 1.6 妇科超声扫查方法。

① 超声监测卵泡内容包括卵泡的数目、大小、形态、内部回声、生长速度及有无排卵。

② 测量卵泡大小时，在显示卵泡的最大切面上测量最大径及垂直于它的另一条最大径。

③ 测量卵泡大小时应注意探头力度，避免用力过度致卵泡变形，造成测量误差。

④ 促排卵周期多个卵泡同步增长时，应分段进行测量，如记录＜10mm、10～14mm、15～18mm、＞18mm的卵泡个数，以便于后续监测卵泡并进行对比。

【切面显示】

卵巢纵切面和横切面超声见图 3-1-1。

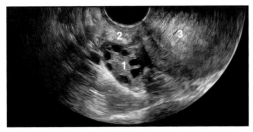 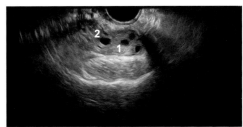

(A) 卵巢最大纵切面　　　　　　　　(B)垂直于卵巢最大纵切面的最大横切面
1—卵巢；2—卵泡；3—子宫　　　　　　　　　1—卵巢；2—卵泡

图 3-1-1　卵巢超声切面

【超声诊断要点】

（1）自然周期卵泡发育

① 每个月经周期开始时有多个卵泡逐步发育。

② 增殖晚期通常只形成一个优势卵泡，少数可见两个优势卵泡。

③ 优势卵泡形成后，其余卵泡逐渐停止发育、退化。

（2）成熟卵泡超声表现［图 3-1-2（A）］

① 直径可达 18～28mm。

② 多呈圆形或椭圆形，形态饱满，张力佳。

③ 内部透声好。

④ 边界清晰，囊壁薄且光滑。

⑤ 位于卵巢皮质，部分向卵巢表面突出。

⑥ 彩色多普勒超声：优势卵泡囊壁可见环状或半环状血流信号，血流阻力指数较低，RI 多为 0.4～0.5。

（3）排卵后超声表现［图 3-1-2（B）］

① 成熟卵泡消失。

② 早期黄体形成。

③ 内膜回声增强，"三线征"消失。

④ 直肠子宫陷凹可见液性暗区。

（4）黄体超声表现

① 一般于排卵后 48 ～ 72h 形成。

② 内部成分表现多样，可出现囊性、囊实性及实性 3 种类型。

③ 多表现为不均匀低回声区，内部透声差，部分可见条状回声分隔。

④ 壁略厚，张力差。

⑤ 彩色多普勒超声：黄体周边可见半环状或环状血流信号，血流频谱为高速低阻，RI 多小于 0.4。

（5）卵泡发育不良超声表现

① 双侧卵巢大小正常或稍小。

② 卵泡生长缓慢，到一定程度便停止发育，不随月经周期变化而增大。

③ 卵巢内卵泡直径较小，一般 ≤ 10mm，无优势卵泡形成。

（6）闭锁卵泡超声表现

① 早期卵泡发育正常，增殖晚期可出现优势卵泡。

② 优势卵泡张力减低，形态欠规则，囊壁薄且光滑，连续监测不会出现排卵。

（7）早发性卵巢功能不全（premature ovarian insufficiency，POI）超声表现

① 子宫大小正常或偏小。

② 双侧卵巢体积较小或显示不清。

③ 双侧卵巢内直径 2 ～ 10mm 的窦卵泡数量之和少于 5 个或未见明显窦卵泡。

④ 卵巢皮、髓质分界不清，回声增强，呈中等实性回声。

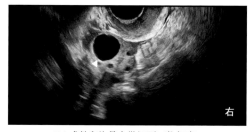 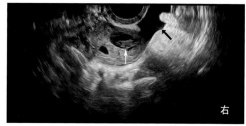

(A) 成熟卵泡最大纵切面二维超声　　　　　(B) 排卵后黄体最大纵切面二维超声

图3-1-2　成熟卵泡及排卵后改变

（A）示成熟卵泡位于卵巢皮质，呈圆形，张力佳，内部透声性好，边界清晰（▲）；（B）示排卵后形成低回声区的黄体，大小约18mm×16mm，囊壁略厚，张力欠佳，内部回声不均匀（→），盆腔可见积液（→）

【鉴别诊断】

① 卵泡与囊泡：二者超声表现类似，需结合月经周期进行鉴别。当月经期出现较大无回声区（直径 10mm 以上），通常考虑为囊泡可能；增殖早期卵巢出现直径 ≥15mm 无回声区，需要根据其大小及生长速度是否与激素水平相符合进行鉴别。

② 成熟卵泡与囊肿：成熟卵泡形态饱满，张力较好，CDFI 显示囊壁可见环状彩

色血流信号。而囊肿张力欠佳，囊壁血流信号相对较少。常规超声鉴别二者具有一定难度，需持续监测其生长趋势以及结合激素水平来辅助诊断。

③ 闭锁卵泡与黄体：闭锁卵泡张力减低，囊壁较薄，内部多为无回声区，CDFI 显示囊壁少许血流信号，且多伴雌激素水平低下。黄体囊壁较厚，内部多为不均匀低回声区，CDFI 显示囊壁较丰富条状血流信号，同时伴有内膜增厚、回声增高，直肠子宫陷凹液性暗区。

【特别提示】

① 超声监测卵巢功能时应联合性激素水平进行综合分析。

② 经阴道三维超声可直观准确地显示卵巢体积、基础窦卵泡数目及卵巢血供等情况，可综合评估卵巢储备功能。

③ "早发性卵巢功能不全（POI）"是目前国际通用的描述 40 岁前病理性卵巢功能减退的专业术语，国际相关指南和共识对于 POI 的诊断标准不同，国内指南中 POI 诊断标准：40 岁前出现 4 个月以上月经稀发或闭经，间隔 4 周以上，至少 2 次血清基础 FSH>25U/L。

3.2　生理性卵巢囊肿

3.2.1　卵巢滤泡囊肿

【临床特点】

卵泡闭锁而卵泡液未吸收形成滤泡囊肿，其直径从 30mm 至 50mm 不等，多在 4 ～ 6 周内自行消退。绝大多数患者没有特殊症状。当囊肿发生出血、扭转或破裂时，可引起腹痛、子宫异常出血等临床症状。

【扫查要点与标准扫查手法】

详见 1.6 妇科超声扫查方法。

【切面显示】

卵巢滤泡囊肿最大切面超声见图 3-2-1。

【超声诊断要点】

① 卵巢内可见圆形或椭圆形无回声区，边界清晰，囊壁薄而光滑，后方回声增强（图 3-2-1）。

② 多为单发，直径一般为 10 ～ 30mm，少数超过 50mm。

③ 彩色多普勒超声：囊壁可见点状彩色血流信号，内部无明显彩色血流信号。

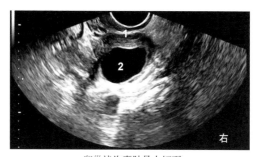

卵巢滤泡囊肿最大切面

图3-2-1 卵巢滤泡囊肿超声切面

1—卵巢；2—卵泡

【鉴别诊断】

（1）卵巢冠囊肿 卵巢滤泡囊肿和卵巢冠囊肿均为圆形或类圆形无回声区，卵巢冠囊肿位于卵巢旁，可在同侧见正常的卵巢结构，且与卵巢分界清晰，探头加压时与卵巢呈相对运动（图3-2-2）。连续监测时卵巢滤泡囊肿可变小或消失，卵巢冠囊肿一般不会自行消退。

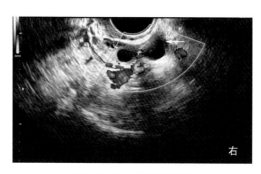

图3-2-2 卵巢冠囊肿

彩色多普勒超声示右侧卵巢旁可见一个椭圆形无回声区，大小约17mm×14mm，与卵巢关系紧密，边界清晰，内部透声好（→）。CDFI示无回声区周边及内部未见明显彩色血流信号。超声提示：右侧卵巢冠囊肿

（2）卵巢黄体囊肿 卵巢滤泡囊肿和卵巢黄体囊肿均与月经生理周期有关，连续动态监测时囊肿均可变小或消失。前者彩色多普勒超声可见少许血流信号，后者可探及环状或半环状血流信号。卵巢滤泡囊肿囊壁薄，囊内无回声区；当黄体囊肿出血时，囊壁可稍厚，囊内可见网状或散在点状回声（图3-2-3）。

（3）卵巢单纯黏液性囊腺瘤 卵巢滤泡囊肿内无分隔，单纯黏液性囊腺瘤内可见多发分隔。随访观察卵巢滤泡囊肿时可见囊肿缩小或消失，单纯黏液性囊腺瘤直径一般变化不大，可随访观察加以鉴别（图3-2-4）。

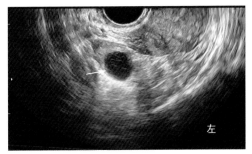
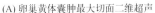
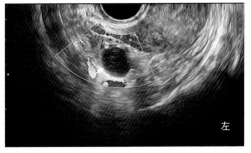

(A) 卵巢黄体囊肿最大切面二维超声　　　　　　(B) 卵巢黄体囊肿最大切面彩色多普勒超声

图3-2-3　卵巢黄体囊肿

（A）示左侧卵巢内可见一个椭圆形无回声区，大小约21mm×18mm，边界清晰，内部可见絮状低回声（→）。
（B）示无回声区周边可见环状彩色血流信号，内部未见明显彩色血流信号。超声提示：左侧卵巢黄体囊肿

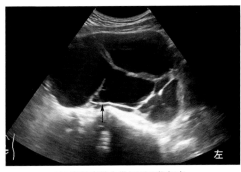
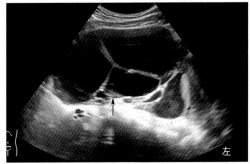

(A) 囊腺瘤最大纵切面二维超声　　　　　　(B) 囊腺瘤最大纵切面彩色多普勒超声

图3-2-4　单纯黏液性囊腺瘤

（A）示左侧卵巢内可见一个椭圆形囊性包块，大小约154mm×126mm，边界尚清晰，内部可见点状弱回声及纤细光带回声（→）。（B）示囊性包块内光带可见小条状彩色血流信号，内部液性暗区未见明显彩色血流信号。超声提示：左侧卵巢囊腺瘤可能。病理：单纯黏液性囊腺瘤

【特别提示】

① 卵巢滤泡囊肿与月经周期有关，多在 1 ～ 2 个月经周期自行缩小、消失，多次动态超声观察有助于诊断。

② 若为较大囊性病变，可经腹壁和经阴道超声联合扫查，全面、仔细观察囊壁情况。

③ 如卵巢囊性病变有变化时，应动态复查。

3.2.2　卵巢黄体囊肿

【临床特点】

优势卵泡排卵后形成黄体，黄体直径一般为 15 ～ 25mm，复查可见其缩小或消失。卵巢黄体囊肿是由于卵巢滤泡囊肿未吸收或卵泡壁破裂出血所致，其直径可超过25mm。黄体囊肿扭转破裂时盆腔和腹腔其他部位可见积液，临床表现为急腹症。

【扫查要点与标准扫查手法】

详见 1.6 妇科超声扫查方法。

【切面显示】

卵巢黄体囊肿最大切面超声见图 3-2-5。

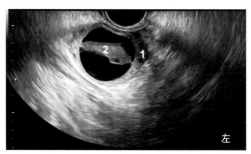

卵巢黄体囊肿最大切面

图3-2-5 卵巢黄体囊肿超声切面

1—卵巢组织；2—黄体囊肿

【超声诊断要点】

① 黄体囊肿声像图变化较大，常单发，可为囊性、囊实性或实性，这与囊内出血量多少和出血时间长短有关。未出血的黄体囊肿超声表现与卵巢滤泡囊肿相似，其内可见分隔光带。

② 当黄体囊肿发生出血时，囊壁稍厚，急性期可表现为中低或中高回声，慢性期血块溶解，呈低回声网状结构。不同病例的内部回声表现多样，随诊观察其变化有助于明确诊断。

③ 彩色多普勒超声：囊壁可见半环状或环状彩色血流信号，频谱为低阻血流，内部未见明显彩色血流信号。

典型的卵巢黄体囊肿声像见图 3-2-6 ～ 图 3-2-8。

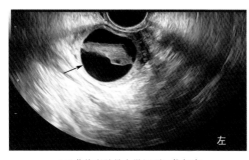 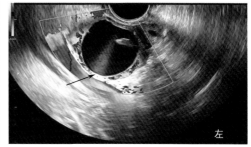

(A) 黄体囊肿最大纵切面二维超声　　　　(B) 黄体囊肿最大纵切面彩色多普勒超声

图3-2-6 卵巢黄体囊肿（一）

（A）示左侧卵巢内可见一个椭圆形无回声区，大小约31mm×28mm，边界清晰，内部可见絮状低回声（→）。（B）示无回声区周边可见环状彩色血流信号，内部未见明显彩色血流信号。超声提示：左侧卵巢黄体囊肿

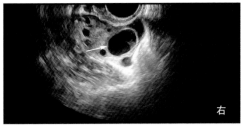
(A) 黄体囊肿最大纵切面二维超声

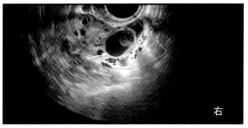
(B) 黄体囊肿最大纵切面彩色多普勒超声

图3-2-7　卵巢黄体囊肿（二）

（A）示右侧卵巢内可见一个椭圆形无回声区，大小约18mm×14mm，边界清晰，内部可见絮状低回声（→）。
（B）示无回声区周边可见半环状彩色血流信号，内部未见明显彩色血流信号。超声提示：右侧卵巢黄体囊肿

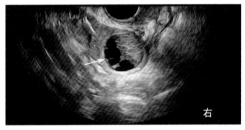
(A) 黄体囊肿最大纵切面二维超声

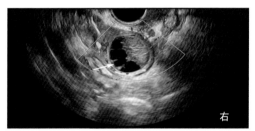
(B) 黄体囊肿最大纵切面彩色多普勒超声

图3-2-8　卵巢黄体囊肿（三）

（A）示右侧卵巢内可见一个椭圆形无回声区，大小约21mm×17mm，边界清晰，内部可见絮状低回声（→）。
（B）示无回声区周边可见半环状彩色血流信号，内部未见明显彩色血流信号。超声提示：右侧卵巢黄体囊肿

【鉴别诊断】

（1）卵巢子宫内膜样囊肿　卵巢黄体囊肿多见于单侧，内部可见分隔光带，囊壁上可见半环状或环状血流信号，超声随访观察过程中可自行消失；而卵巢子宫内膜样囊肿表现为低回声区，内部呈云雾状，随时间延长可增大（图3-2-9）。

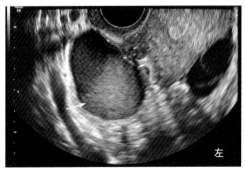
(A) 囊肿最大纵切面二维超声

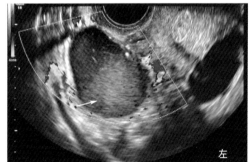
(B) 囊肿最大纵切面彩色多普勒超声

图3-2-9　卵巢子宫内膜样囊肿

（A）示左侧卵巢内可见一个椭圆形低回声区，大小约33mm×29mm，边界清晰，内部可见细密点状低回声漂浮（→）。（B）示低回声区周边及内部未见明显彩色血流信号。超声提示：左侧卵巢子宫内膜样囊肿。
病理：卵巢子宫内膜样囊肿

（2）异位妊娠 未破裂时，异位妊娠与卵巢黄体囊肿表现较为相似，异位妊娠包块血流信号不及黄体囊肿丰富，以点状或小条状为主，血流频谱表现多样，典型异位妊娠包块内可见孕囊、胎芽及胎心搏动。异位妊娠破裂时需与黄体囊肿破裂相鉴别，前者多有停经史，包块多位于卵巢与子宫之间，后者表现为卵巢内不规则包块（图3-2-10）。

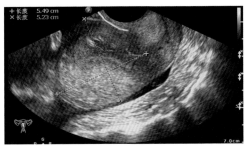

(A) 子宫最大纵切面二维超声

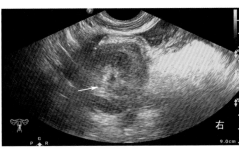

(B) 右侧附件异位妊娠破裂最大纵切面二维超声

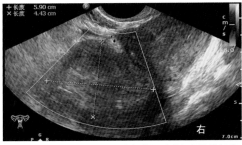

(C) 右侧附件异位妊娠破裂最大纵切面彩色多普勒超声

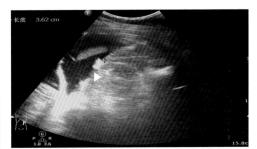

(D) 盆腔积液最大切面二维超声

图3-2-10 异位妊娠破裂

患者停经7+周，宫腔内未见明显孕囊回声。右侧附件区可见一个不规则形混合回声团（→），大小约60mm×55mm，边界欠清晰，内部回声分布不均匀。盆腹腔内可见中量积液（▲）。CDFI示混合回声团周边及内部未见明显彩色血流信号。超声提示：右侧附件区混合回声团，结合病史，考虑为异位妊娠破裂可能。病理：右侧输卵管壶腹部妊娠破裂

（3）卵巢成熟性畸胎瘤 卵巢黄体囊肿出血时应与卵巢成熟性畸胎瘤相鉴别。由于畸胎瘤成分大多为毛发、脂肪和骨骼等，因此其回声高于黄体内血凝块回声；黄体内中高回声后方回声增强，畸胎瘤内强回声后方回声减弱；黄体囊肿周边可见半环状或环状血流信号，畸胎瘤周边及内部没有血流信号（图3-2-11）。

【特别提示】

① 卵巢黄体血肿与卵巢肿瘤表现相似，充分认识黄体的特征并结合月经周期是鉴别两者的关键。

② 早期未破裂异位妊娠内部未探及胚芽样回声的情况下，与妊娠黄体囊肿的超声图像表现较为相似：前者位于卵巢旁，加压腹部可探及与卵巢的相对运动，后者位于卵巢内，经阴道超声配合体位变化，如膀胱截石位及左、右屈膝侧卧位，可提高两者鉴别的准确性。

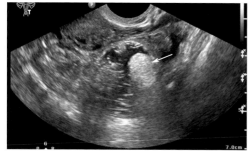
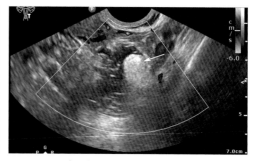

(A)畸胎瘤最大纵切面二维超声	(B)畸胎瘤最大纵切面彩色多普勒超声

图3-2-11　畸胎瘤

（A）示左侧卵巢内可见一个类圆形混合回声团（→），大小约45mm×40mm，边界欠清晰，内部回声杂乱，内可见不规则形强回声及液性暗区。（B）示混合回声团周边及内部未见明显彩色血流信号。超声提示：左侧卵巢畸胎瘤。病理：卵巢成熟性畸胎瘤

③ 未破卵泡黄素化综合征是由卵泡成熟但未破裂形成的，卵泡中的颗粒细胞受黄体生成素的影响，卵细胞未排出而原位黄素化，是一种排卵障碍性疾病，是不孕症的常见原因。未破卵泡黄素化囊肿与黄体囊肿的超声表现极为相似，主要依靠询问病史，结合内分泌激素水平综合判断。

3.3　卵巢非肿瘤性病变

3.3.1　卵巢子宫内膜样囊肿

【临床特点】

卵巢子宫内膜样囊肿是指在子宫体以外部位出现具有生长功能的子宫内膜组织的疾病，包括卵巢、子宫骶韧带、腹腔或盆腔等脏器或手术瘢痕处。当子宫内膜组织异位到卵巢时，因其内容物似巧克力，又称巧克力囊肿。该疾病好发于育龄期女性，症状主要表现为继发性痛经、不孕等，部分患者可无明显临床表现。

【扫查要点与标准扫查手法】

详见 1.6 妇科超声扫查方法。

【切面显示】

卵巢子宫内膜样囊肿纵切面和横切面超声见图 3-3-1。

【超声诊断要点】

① 典型声像图表现为类圆形或椭圆形低回声区，内部充满点状细密回声，囊壁稍厚，边界清晰。当囊内血液机化时，可表现为不规则中等回声或网格状回声。

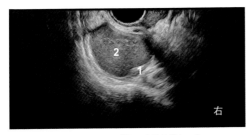
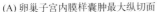
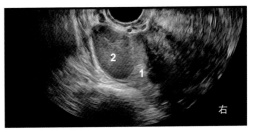

(A) 卵巢子宫内膜样囊肿最大纵切面　　　　(B) 垂直于最大纵切面的最大横切面

图3-3-1　卵巢子宫内膜样囊肿超声切面

1—卵巢组织；2—巧克力囊肿

　　② 彩色多普勒超声：囊壁一般没有血流信号，偶尔有时可见少许环状或条状血流信号，囊肿内部无血流信号。

　　典型的子宫内膜样囊肿声像见图 3-3-2、图 3-3-3。

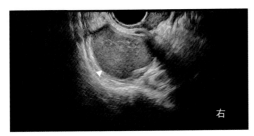
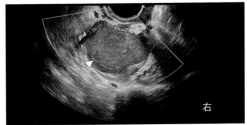

(A) 囊肿最大纵切面二维超声　　　　(B) 囊肿最大纵切面彩色多普勒超声

图3-3-2　卵巢子宫内膜样囊肿

（A）示右侧卵巢可见一个椭圆形低回声区，大小约48mm×36mm，边界清晰，囊壁稍厚，内部可见细密点状回声（▲）。（B）示低回声区周边可见小条状彩色血流信号，内部未见明显彩色血流信号。超声提示：右侧卵巢子宫内膜样囊肿。病理：右侧卵巢子宫内膜样囊肿

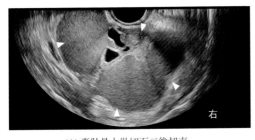
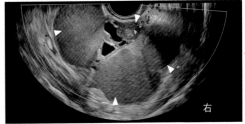

(A) 囊肿最大纵切面二维超声　　　　(B) 囊肿最大纵切面彩色多普勒超声

图3-3-3　子宫内膜样囊肿

（A）示右侧卵巢可见多个椭圆形或类圆形低回声区，边界清晰，囊壁稍厚，内部可见细密点状回声（▲）。（B）示低回声区周边及内部未见明显彩色血流信号。超声提示：右侧卵巢子宫内膜样多发囊肿。病理：右侧卵巢子宫内膜样囊肿

【鉴别诊断】

（1）卵巢单纯性浆液性囊腺瘤　单纯性浆液性囊腺瘤内壁欠光滑，囊壁不规则，内壁偶尔可见乳头突出；卵巢子宫内膜样囊肿内壁较毛糙，囊壁厚薄不均。单纯性浆液性囊腺瘤囊壁或分隔上常可见点状的血流信号（图3-3-4），卵巢子宫内膜样囊肿囊壁常无血流信号。

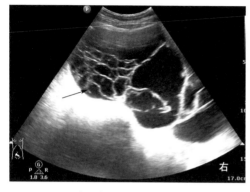

(A) 囊腺瘤最大纵切面二维超声　　　　(B) 囊腺瘤最大纵切面彩色多普勒超声

图3-3-4　卵巢单纯性浆液性囊腺瘤

（A）示右侧卵巢内可见一个椭圆形囊性包块，大小约182mm×144mm，边界尚清晰，内部可见点状弱回声及纤细光带回声（→）。（B）示上述囊性包块周边及内部未见明显彩色血流信号。超声提示：右侧卵巢囊腺瘤可能。病理：右侧卵巢单纯性浆液性囊腺瘤

（2）卵巢黄体囊肿　黄体囊肿常单侧单发，内部可见分隔光带；卵巢子宫内膜样囊肿可发生在双侧，可单发或多发，内部呈云雾状。黄体囊肿囊壁上可见半环状或环状血流信号，超声随访观察过程中可自行消失（图3-3-5）；卵巢子宫内膜样囊肿周边及内部一般无血流信号，可随时间延长可增大。

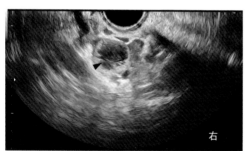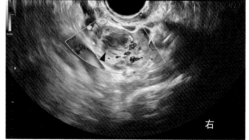

(A) 囊肿最大纵切面二维超声　　　　(B) 囊肿最大纵切面彩色多普勒超声

图3-3-5　卵巢黄体囊肿

（A）示右侧卵巢内可见一个类圆形混合回声团，大小约35mm×30mm，边界欠清晰，内部可见絮状低回声（▲）。（B）示混合回声团周边可见半环状彩色血流信号，内部未见明显彩色血流信号。超声提示：右侧卵巢黄体囊肿

（3）输卵管积脓　输卵管积脓有盆腔炎症表现，扫查时可显示管道状结构，结合病史，有助于两者鉴别（图3-3-6）。

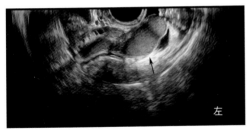 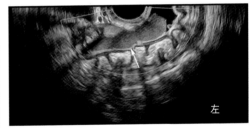

(A) 输卵管积脓最大纵切面二维超声　　　　　　(B) 输卵管积脓最大纵切面彩色多普勒超声

图3-3-6　输卵管积脓

（A）示左侧附件区见一腊肠形低回声区（→），大小约88mm×30mm，边界清晰，内见细密点状回声，后方回声稍增强。（B）示低回声区周边及内部未见明显彩色血流信号。超声提示：左侧输卵管积脓。病理：左侧输卵管积脓

【特别提示】

① 超声造影检查可清晰显示肿物血流灌注情况，如需评估肿物周边及内部血流灌注情况，以及肿物与卵巢的位置关系，可通过超声造影进行辅助诊断。

② 通过调节机器增益，观察囊内有无密集的点状低回声，亦有助于区分本病与生理性卵巢囊肿。

③ 对于年龄较大或者病史较长的子宫内膜异位症患者，囊肿较大且血流丰富时，应警惕恶变的可能。

④ 研究表明，子宫内膜异位症患者发生卵巢癌的风险增加 1.2 ～ 1.8 倍，且恶变机制不明，其病理多为透明细胞癌和子宫内膜样癌，极少数为低级别浆液性癌。

3.3.2　卵巢黄素化囊肿

【临床特点】

卵巢黄素化囊肿是由人绒毛膜促性腺激素（human chorionic gonadotropin，HCG）刺激卵泡使之过度黄素化而引起，可发生于滋养细胞疾病或卵巢过度刺激综合征。卵巢黄素化囊肿通常采用保守治疗，患者停用促排卵药物后或滋养细胞疾病患者治疗后，囊肿常可自行消退。

【扫查要点与标准扫查手法】

详见 1.6 妇科超声扫查方法。

【切面显示】

卵巢黄素化囊肿最大切面超声见图 3-3-7。

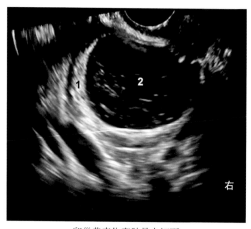

卵巢黄素化囊肿最大切面

图3-3-7 卵巢黄素化囊肿超声切面

1—卵巢组织；2—黄素化囊肿

【超声诊断要点】

① 卵巢体积增大，常为双侧多发，呈圆形或椭圆形无回声区，大小不等，囊壁薄而光滑，内可见分隔。

② 彩色多普勒超声：囊肿内部未探及明显彩色血流信号，囊壁可见丰富条状彩色血流信号。

③ 常伴发于滋养细胞疾病或促排卵治疗后，去除原发因素后，囊肿可消失。

典型的卵巢黄素化囊肿声像见图 3-3-8、图 3-3-9。

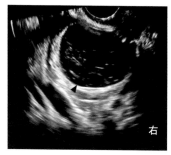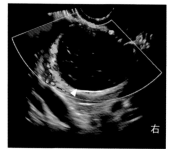

(A) 卵巢黄素化囊肿最大纵切面二维超声　　(B) 卵巢黄素化囊肿最大纵切面彩色
多普勒超声

图3-3-8 卵巢黄素化囊肿（一）

（A）示右侧卵巢内可见一个椭圆形无回声区（▲），大小约40mm×37mm，边界尚清晰，内部回声分布不均匀，内可见网状分隔及密集细小点状回声。（B）示无回声区周边可见小条状彩色血流信号，内部未见明显彩色血流信号。超声提示：右侧卵巢黄素化囊肿

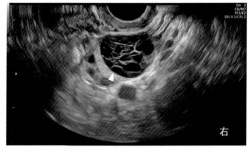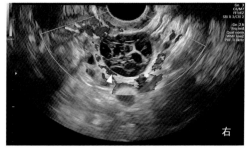

(A) 卵巢黄素化囊肿最大纵切面二维超声　　(B) 卵巢黄素化囊肿最大纵切面彩色多普勒超声

图3-3-9　卵巢黄素化囊肿（二）

（A）示右侧卵巢内可见一个椭圆形无回声区，大小约39mm×37mm，边界尚清晰，内部回声分布不均匀，内可见网状分隔及密集细点状回声（▲）。（B）示无回声区周边可见小条状彩色血流信号，内部未见明显彩色血流信号。超声提示：右侧卵巢黄素化囊肿

【鉴别诊断】

（1）输卵管积水　输卵管积水患者常有盆腔炎症病史，可在单侧或双侧附件区见长椭圆形或腊肠形囊性包块，横切时不同部位包块大小不等，管腔内液性暗区相通（图3-3-10）。卵巢黄素化囊肿多见于滋养细胞疾病患者，常为双侧多房囊性包块，随原发病治疗后自行消失。

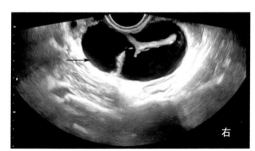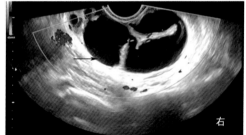

(A) 输卵管积水最大纵切面二维超声　　(B) 输卵管积水最大纵切面彩色多普勒超声

图3-3-10　输卵管积水

（A）示右侧附件区可见迂曲管状无回声区，大小约50mm×41mm，壁厚，内壁可见皱襞（→）。（B）示无回声区周边及内部未见明显血流信号，皱襞上可见散在点状血流信号。超声提示：右侧输卵管积水。病理：右侧输卵管积水

（2）盆腔包裹性积液　盆腔包裹性积液患者附件区可见椭圆形或不规则形无回声区，壁薄，同侧可见正常卵巢。卵巢黄素化囊肿位于卵巢内，卵巢体积增大，常为双侧多发。

（3）多房囊腺瘤　卵巢黄素化囊肿壁薄，分隔细而均匀，多伴有滋养细胞疾病，随 HCG 水平降低囊肿缩小或消失；多房囊腺瘤与滋养细胞疾病无关，囊壁不规则，分隔厚薄不均。

【特别提示】

① 因为本病的发生与滋养细胞疾病有关，一旦发现卵巢黄素化囊肿，应仔细检查子宫。

② 完整的病史有助于判断卵巢黄素化囊肿的病因。

3.3.3 卵巢冠囊肿

【临床特点】

卵巢冠囊肿是女性非生殖器官囊肿中最常见的疾病，又称卵巢旁囊肿、输卵管旁囊肿，多为良性，是中肾系统的残留结构未退化、囊性扩张而成，病变位于输卵管系膜或子宫阔韧带上。可发生在各年龄阶段，育龄期女性多见，患者常无临床症状。

【扫查要点与标准扫查手法】

详见 1.6 妇科超声扫查方法。

【切面显示】

卵巢冠囊肿纵切面和横切面超声见图 3-3-11。

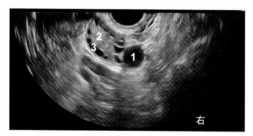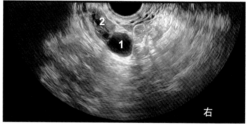

(A) 卵巢冠囊肿最大纵切面　　　(B) 垂直于最大纵切面的最大横切面

图3-3-11　卵巢冠囊肿超声切面

1—卵巢冠囊肿；2—卵巢组织；3—窦卵泡

【超声诊断要点】

① 卵巢旁可见类圆形或椭圆形无回声区，壁薄，同侧可见正常卵巢结构，且与卵巢界限清晰，呈相对运动。囊肿大小不一，可发生出血、扭转和破裂。

② 彩色多普勒超声：偶可在囊壁上探及点状血流信号。

典型的卵巢冠囊肿声像见图 3-3-12、图 3-3-13。

【鉴别诊断】

（1）卵巢单纯性浆液性囊腺瘤　卵巢单纯性浆液性囊腺瘤在卵巢内；卵巢冠囊肿无回声区位于卵巢外，同侧可见正常卵巢结构（图3-3-14）。

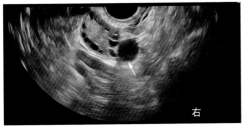
(A) 卵巢冠囊肿最大纵切面二维超声

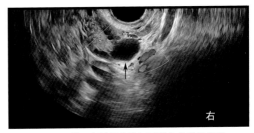
(B) 卵巢冠囊肿最大纵切面彩色多普勒超声

图3-3-12　卵巢冠囊肿（一）

（A）示右侧卵巢旁可见一个类圆形无回声区，大小约28mm×26mm，边界清晰，内部回声均匀（→）。
（B）示无回声区周边可见点状血流信号，内部未见明显彩色血流信号。超声提示：右侧卵巢冠囊肿

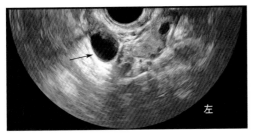
(A) 卵巢冠囊肿最大纵切面二维超声

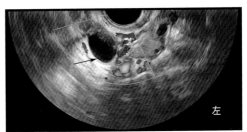
(B) 卵巢冠囊肿最大纵切面彩色多普勒超声

图3-3-13　卵巢冠囊肿（二）

（A）示左侧卵巢旁可见一个类圆形无回声区，大小约31mm×29mm，边界清晰，内部回声均匀（→）。
（B）示无回声区周边可见点状血流信号，内部未见明显彩色血流信号。超声提示：左侧卵巢冠囊肿可能

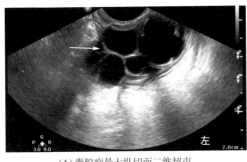
(A) 囊腺瘤最大纵切面二维超声

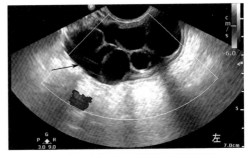
(B) 囊腺瘤最大纵切面彩色多普勒超声

图3-3-14　卵巢浆液性囊腺瘤

（A）示左侧卵巢内可见一个椭圆形多房囊性包块，边界尚清晰，内部可见点状弱回声及纤细光带回声（→）。（B）示上述囊性包块周边及内部未见明显彩色血流信号。超声提示：左侧卵巢囊腺瘤可能。病理：左侧卵巢浆液性囊腺瘤

（2）输卵管积水　输卵管积水患者常有盆腔炎症病史，声像图表现为互相贯通的椭圆形、腊肠形无回声区，内壁有皱褶（图3-3-15）。卵巢冠囊肿一般为类圆形无回声区，囊壁薄且光滑。

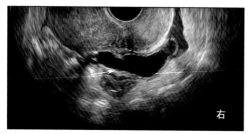 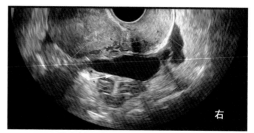

（A）输卵管积水最大纵切面二维超声　　　　　（B）输卵管积水最大纵切面彩色多普勒超声

图3-3-15　输卵管积水

（A）示右侧附件区可见管状无回声区，大小约56mm×25mm，壁厚，内壁可见皱褶（→）。（B）示无回声区周边及内部未见明显血流信号，皱褶上可见散在点状血流信号。超声提示：右侧附件区无回声区，考虑为输卵管积水可能。病理：右侧输卵管积水

【特别提示】

① 当卵巢冠囊肿合并出血时，囊内可为点状中等回声。

② 卵巢冠囊肿大小差异很大，多为 50mm 左右，但也可大至 150mm。

3.3.4　多囊卵巢综合征

【临床特点】

多囊卵巢综合征（polycystic ovarian syndrome，PCOS）是育龄女性常见的内分泌疾病，患病率在 10% ～ 13% 之间，是因内分泌功能紊乱所致排卵障碍及雄激素过多，临床症状有不孕、肥胖、月经稀发和多毛等。妇科检查子宫大小多为正常，双侧可触及增大的卵巢。

【扫查要点与标准扫查手法】

详见 1.6 妇科超声扫查方法。

【切面显示】

多囊卵巢综合征纵切面和横切面超声见图 3-3-16。

【超声诊断要点】

① 大部分 PCOS 患者表现为双侧卵巢增大，小部分则卵巢大小正常。

② 卵巢内可见多个大小不一的类圆形无回声区，边界清晰，包膜增厚、回声增强，每侧卵巢卵泡数量≥ 12 个，呈蜂窝状或串珠状改变。髓质部分回声增强。

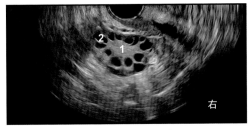 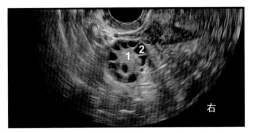

(A) 卵巢最大纵切面　　　　　　　　　　　　(B) 垂直于最大纵切面的最大横切面

图3-3-16　多囊卵巢综合征超声切面

1—卵巢组织；2—窦卵泡

③ 彩色多普勒超声：卵巢周边及内部可见丰富彩色血流信号。

④ 超声复查可未见成熟卵泡生成及排卵。

典型的多囊卵巢综合征超声声像见图 3-3-17、图 3-3-18。

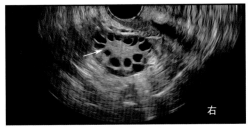 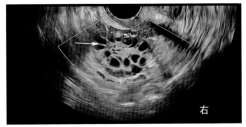

(A) 多囊卵巢最大纵切面二维超声　　　　　　(B) 多囊卵巢最大纵切面彩色多普勒超声

图3-3-17　多囊卵巢综合征（一）

（A）示右侧卵巢增大，内见多个大小不一的类圆形无回声区，边界清晰（→）。（B）示卵巢周围及内部可见较丰富血流信号

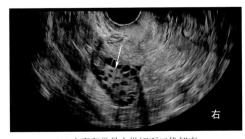 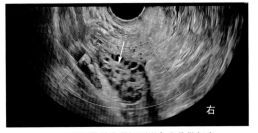

(A) 多囊卵巢最大纵切面二维超声　　　　　　(B) 多囊卵巢最大纵切面彩色多普勒超声

图3-3-18　多囊卵巢综合征（二）

（A）示右侧卵巢增大，内见多个大小不一的类圆形无回声区，边界清晰（→）。（B）示卵巢周围及内部可见较丰富血流信号

【鉴别诊断】

（1）需与其他原因所致的卵巢多囊样改变相鉴别　例如促排卵导致的卵巢多囊样改变，因促排药物影响，其卵巢内卵泡较大。而多囊卵巢内卵泡较小，呈蜂窝状或串珠状改变。

（2）卵巢黄素化囊肿　黄素化囊肿和多囊卵巢综合征的双侧卵巢体积均可增大。黄素化囊肿呈大小不等的圆形或椭圆形无回声区，内可见分隔；多囊卵巢综合征卵巢呈蜂窝状或串珠状改变，髓质部分回声增强。黄素化囊肿常伴发于滋养细胞疾病或促排卵治疗后，去除原发因素后，囊肿可消失；多囊卵巢综合征与此诱因无关。

【特别提示】

① 多囊卵巢并不是多囊卵巢综合征所特有的表现，超声只能提示卵巢多囊样改变，而不能直接诊断多囊卵巢综合征。

② 改善与干预生活方式已成为 PCOS 治疗的普遍共识，被国内外列为 PCOS 的一线治疗。

3.3.5　卵巢过度刺激综合征

【临床特点】

卵巢过度刺激综合征（ovarian hyperstimulation syndrome，OHSS）多在治疗不孕症过程中，药物诱发促排卵所致，在过度的促性腺激素刺激下，卵巢形态发生变化并分泌大量卵巢激素或激素前体。在临床上可分为轻、中、重度。轻度患者可有腹部不适，重度患者可伴有体重增加、腹痛、腹胀。

【扫查要点与标准扫查手法】

详见 1.6 妇科超声扫查方法。

【切面显示】

OHSS 纵切面和横切面超声见图 3-3-19。

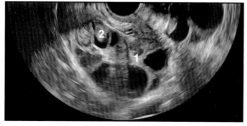 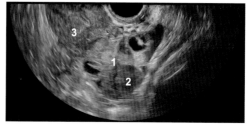

（A）卵巢最大纵切面　　　　　　（B）垂直于最大纵切面的最大横切面

图3-3-19　卵巢过度刺激综合征超声切面

1—卵巢组织；2—黄体；3—子宫

【超声诊断要点】

① 卵巢增大，最大径：轻度＜8cm，中度8～12cm，重度＞12cm。卵巢内见大量大小不一的无回声或低回声区，壁薄，严重者可伴有胸腹水。

② 彩色多普勒超声：囊肿周边可见点状血流信号，分隔上可见条状血流信号。

典型的卵巢过度刺激综合征超声声像见图3-3-20、图3-3-21。

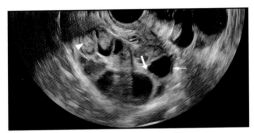 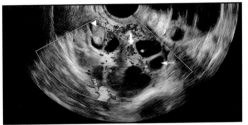

| (A) 最大纵切面二维超声 | (B) 最大纵切面彩色多普勒超声 |

图3-3-20　卵巢过度刺激综合征（一）

（A）示右侧卵巢增大，内可见大小不等的无回声区（→）、低回声区（▲）及分隔光带（→）。（B）示无回声区及低回声区周边可见点状血流信号，分隔上可见小条状血流信号。超声提示：卵巢过度刺激综合征

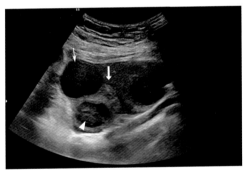 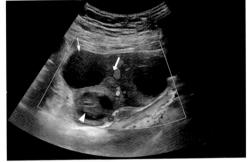

| (A) 最大纵切面二维超声 | (B) 最大纵切面彩色多普勒超声 |

图3-3-21　卵巢过度刺激综合征（二）

（A）示左侧卵巢增大，内可见大小不等的无回声区（→）、低回声区（▲）及分隔光带（→）。（B）示分隔上可见小条状血流信号。超声提示：卵巢过度刺激综合征

【鉴别诊断】

（1）多房性卵巢囊腺瘤　卵巢过度刺激综合征患者有促排卵病史，卵巢内分隔纤细规则，形状多为圆形；多房性卵巢囊腺瘤内分隔光带厚薄不均匀，囊肿大小、形态不规则。

（2）盆腔包裹性积液　当积液内有多发分隔时，需要与卵巢过度刺激综合征相鉴别。盆腔包裹性积液患者常有炎症病史及相应临床症状，在盆腔内可见正常卵巢。

【特别提示】

① 本病多见于不孕症治疗过程中，因此促排卵病史有助于鉴别诊断。

② 未经过促排卵的自然妊娠患者也可出现自发性卵巢过度刺激综合征，但在临床上较罕见。

③ 卵巢储备与卵巢过度刺激综合征的发生密切相关。抗米勒管激素（anti-Müllerian hormone，AMH）及 AFC 是目前公认的反映卵巢储备功能的有效客观指标，2020 年欧洲人类生殖和胚胎学学会促排卵指南推荐使用 AMH 及 AFC 评估卵巢储备功能。

④ 2023 年卵巢高反应 Delphi（专家调查法）共识 73% 专家认为 AMH $\geq 2\mu g/L$ 和 82% 专家认为 AFC ≥ 18 个则具有卵巢高反应风险。

3.4 卵巢肿瘤

3.4.1 卵巢囊腺瘤

【临床特点】

卵巢囊腺瘤包括浆液性囊腺瘤和黏液性囊腺瘤，其来源于卵巢上皮腺体组织。育龄期妇女高发。

① 浆液性囊腺瘤囊腔内容物为清亮液体，较黏液性囊腺瘤更常见。通常为单房性肿瘤，可双侧同时发生。浆液性囊腺瘤可能含纤细分隔，可伴乳头状突起。

② 黏液性囊腺瘤囊腔内容物为胶冻状液体，多为单侧多房性（双侧发病不超过5%），壁厚，内见多个较厚的分隔和絮状物。

卵巢囊腺瘤早期无明显症状。肿瘤较大时出现压迫症状，合并扭转、感染时出现腹痛、腹水、发热等症状。另外，黏液性囊腺瘤破裂囊液流出，可播散种植于腹膜，形成腹膜黏液瘤，通常肿瘤体积巨大，多表现为对周围脏器的压迫，但不侵犯实质脏器。

【扫查要点与标准扫查手法】

详见 1.6 妇科超声扫查方法。

【切面显示】

卵巢囊腺瘤纵切面和横切面超声见图 3-4-1。

【超声诊断要点】

（1）浆液性囊腺瘤

① 边界清晰的类圆形肿物，多为单房性囊性肿瘤，直径 50～150mm。

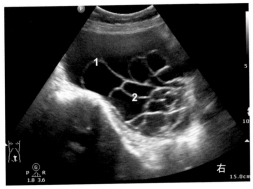
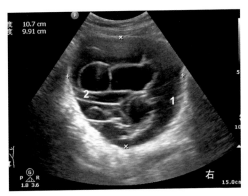

(A) 卵巢囊腺瘤最大纵切面 　　　　　 (B) 垂直于最大纵切面的最大横切面

图3-4-1　卵巢囊腺瘤超声切面

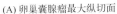

1—囊腺瘤；2—分隔光带

②囊壁薄而光滑，囊壁上可见单个或多个形态较规则的乳头状低回声。

③囊内透声较好，可见细薄分隔光带；囊肿后方回声增强。

④彩色多普勒超声：囊内实性成分内可有点状血流信号，频谱呈中等阻力型。

（2）黏液性囊腺瘤

①边界清晰的类圆形肿物，常为单侧多房囊性肿瘤，直径 150 ～ 300mm。

②囊壁及囊内分隔较厚且不规则，厚度可达 5mm；囊壁上可见乳头状回声。

③囊内透声较差，可见云雾样回声。

④彩色多普勒超声：囊内实性成分内可有点状血流信号，频谱呈中等阻力型。

典型的卵巢囊腺瘤超声声像见图 3-4-2。

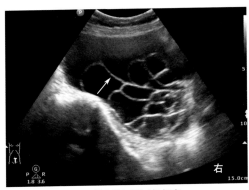
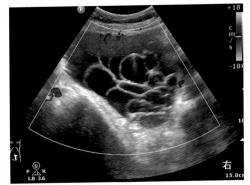

(A) 最大纵切面二维超声 　　　　　 (B) 最大纵切面彩色多普勒超声

图3-4-2　卵巢囊腺瘤

（A）示右侧卵巢内可见多房囊性包块，囊内见多发厚薄较为均匀的分隔光带回声（→），囊液透声好。

（B）示肿物内部及周围未见明显血流信号。超声提示：右侧卵巢内多房囊性包块，未除外囊腺瘤可能。病理：右侧卵巢浆液性囊腺瘤

【鉴别诊断】

（1）卵巢滤泡囊肿　单纯性浆液性囊腺瘤与卵巢滤泡囊肿表现相似，可结合临床并通过随诊观察囊肿大小变化等加以区别。卵巢滤泡囊肿属生理性改变，多会自行消失。

（2）卵巢子宫内膜样囊肿　卵巢浆液性乳头状囊腺瘤需与卵巢子宫内膜样囊肿等鉴别，卵巢子宫内膜样囊肿内或壁上的实性回声无血流信号，浆液性乳头状囊腺瘤的乳头上可见血流信号。

（3）卵巢成熟囊性畸胎瘤　卵巢黏液性囊腺瘤需与卵巢成熟囊性畸胎瘤相鉴别。黏液性囊腺瘤较大，可达 100mm 以上，分隔较多，其无回声区内多见充满较密或稀疏点状回声（也可表现为单纯性无回声区），后方回声增强；卵巢成熟囊性畸胎瘤内部回声更加复杂，可有团块状强回声伴后方声影，囊内可见脂液分层，可作为鉴别点。

（4）输卵管积水　输卵管积水表现为单侧或双侧附件区迂曲管状、复杂囊性包块，以下特征有助于与卵巢囊腺瘤区分。a. 束腰征：囊肿两侧壁突然向内凹陷，形成束腰样改变。形成机制是壶腹部管径大于峡部，因此出现过渡节段管径的突然收窄。b. 输卵管管壁可有绒毛样凸起，呈串珠样，横切面类似齿轮状。c. 不完全性分隔，为扩张输卵管弯曲折叠形成，是输卵管积水的特征性表现。另外，输卵管积水患者可观察到完整的卵巢回声，而卵巢囊腺瘤位于卵巢，扫查时患侧无法观察到正常卵巢回声。

【特别提示】

① 扫查时应降低血流速度标尺，缩小观察范围，仔细观察囊壁回声及囊壁乳头血流信号情况。

② 超声图像仅供临床参考，最终确诊依赖手术病理。一般不主张穿刺，因为容易引起播散。

③ 超声造影对微血管的显示优于彩色多普勒超声，有条件时推荐进行超声造影评估。

3.4.2　卵巢囊腺癌

【临床特点】

卵巢囊腺癌包括浆液性囊腺癌和黏液性囊腺癌，起源于卵巢上皮组织，多伴有CA125 的升高，多见于 40 ～ 60 岁中老年女性。浆液性囊腺癌是最常见的卵巢恶性肿瘤，半数为双侧发病，囊壁有大量质脆乳头状凸起，常伴出血、坏死。黏液性囊腺癌单侧发病多见，呈多房性，囊腔多而密集，分隔厚而粗细不均，内壁可见乳头及实性区，囊液浑浊。患者早期多无明显症状，晚期主要表现为腹胀、腹痛、腹部肿块及腹水，肿瘤向周围组织浸润或压迫时，可引起相应的症状，如尿频、尿急、里急后重、肾积水、下肢水肿等。通常预后较差。

【扫查要点与标准扫查手法】

详见 1.6 妇科超声扫查方法。

【切面显示】

卵巢囊腺癌纵切面和横切面超声见图3-4-3。

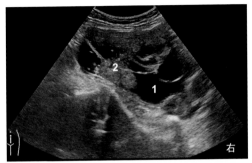
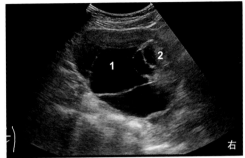

(A) 卵巢囊腺癌最大纵切面　　　　　　(B) 卵巢囊腺癌最大横切面

图3-4-3　右侧卵巢囊腺癌超声切面

1—浆液性囊腺癌；2—囊内实性成分

【超声诊断要点】

① 卵巢囊腺癌均呈类圆形或分叶状多房性囊实性混合回声肿块，囊壁及囊内分隔厚且不规则，囊壁上有较多不规则中低回声的乳头状突起，可向囊外侵犯形成局限性团块。囊内常透声不佳，充满密集或稀疏点状的黏液回声。

② 浆液性囊腺癌与黏液性囊腺癌超声表现类似，鉴别点主要在于黏液性囊腺癌肿瘤内实性成分占比较浆液性囊腺癌高。

③ 肿瘤破裂引起腹腔播散种植时，腹膜上可见散在的低回声团块，且多伴有腹水（腹膜假性黏液瘤）。

④ 彩色多普勒超声显示肿瘤实性成分有较丰富血流信号，频谱多普勒超声呈低阻型，阻力指数常小于0.5。

典型的卵巢囊腺癌超声声像见图3-4-4。

【鉴别诊断】

（1）其他上皮来源的卵巢恶性肿瘤　如子宫内膜样癌、透明细胞癌等，超声难以鉴别卵巢恶性病变的病理类型，主要依靠病理学。

（2）卵巢颗粒细胞瘤　卵巢囊腺癌需与多房性、囊实性卵巢颗粒细胞瘤相鉴别。囊腺癌的囊壁通常厚薄不均匀、形态不规则，常见乳头状回声，且囊液透声较差，可呈云雾状；颗粒细胞瘤囊内分隔呈蜂窝状，囊壁较囊腺癌光滑，且无乳头状凸起。另外，由于颗粒细胞瘤具有内分泌功能，患者常伴有子宫内膜增厚、子宫内膜息肉、子宫肌瘤等表现（见图3-4-5）。

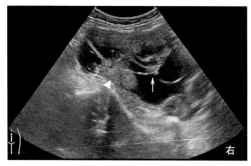
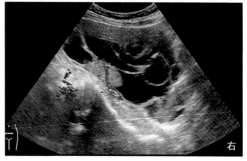

(A) 卵巢囊腺癌最大纵切面二维超声　　　(B) 卵巢囊腺癌最大纵切面彩色多普勒超声

图3-4-4　右侧卵巢囊腺癌

（A）示右侧附件区内见多房囊实性混合回声包块，囊内可见不规则中-低回声团块和多发厚薄不均匀分隔回声（→），分隔壁上可见多个中低回声的乳头状突起（▲）。（B）示混合回声包块实性部分可见条状血流信号。超声提示：右侧附件区囊实性包块，未除外卵巢囊腺癌可能，建议进一步检查。病理：浆液性囊腺癌

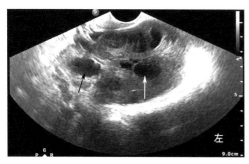
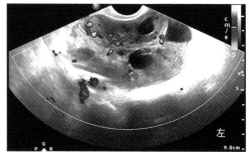

(A) 卵巢颗粒细胞瘤最大纵切面二维超声　　(B) 卵巢颗粒细胞瘤最大纵切面彩色多普勒超声

图3-4-5　卵巢颗粒细胞瘤

（A）示左侧附件区内可见一囊实性混合回声包块，大小约86mm×61mm，边界尚清晰，内可见多个大小不等囊性回声区（→），囊内透声欠佳。（B）示混合回声包块实性部分可见条状血流信号。超声提示：左侧附件区囊实性混合回声包块，建议进一步检查。病理：卵巢颗粒细胞瘤

（3）盆腔炎性包块　两者相似点是均为混合性包块，盆腔炎性包块通常可见正常的卵巢回声，表现为附件区腊肠样混合回声包块，但当盆腔炎症明显累及卵巢时，须结合临床病史、症状及体征进行综合分析。卵巢囊腺癌包块内通常多见中低回声的乳头状突起。

【特别提示】

① 需仔细观察双侧附件是否有正常卵巢组织，以鉴别附件区包块是否来源于卵巢。

② 卵巢囊腺癌伴腹水及腹膜、网膜转移时，相对来说较易作出诊断，但仅有不到一半的卵巢肿瘤具有较典型的良性或恶性的声像图特征，超声对于术前卵巢肿瘤的良

恶性无法准确判断者，可结合相关肿瘤标记物指标，必要时进一步行影像学检查。

3.4.3 卵巢畸胎瘤

【临床特点】

成熟型畸胎瘤为良性畸胎瘤，又称皮样囊肿，是最常见的生殖细胞肿瘤，来源于原始生殖细胞，囊内含有皮脂样物质、毛发、牙齿及骨骼等。畸胎瘤可发生在任何年龄，但最常见于 20～40 岁这个年龄段，单侧多见。该病一般无明显临床症状，肿瘤大者可触及腹部包块。易并发扭转、破裂和感染，可导致急腹症发生。畸胎瘤的恶性潜能和其组织成熟度呈负相关，但良性畸胎瘤很少发生恶变（＜1%），非成熟型畸胎瘤为恶性病变，较少见，常伴有甲胎蛋白升高。

【扫查要点与标准扫查手法】

详见 1.6 妇科超声扫查方法。

【切面显示】

卵巢畸胎瘤纵切面和横切面超声见图 3-4-6。

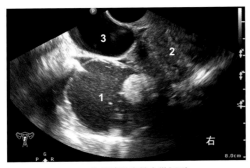 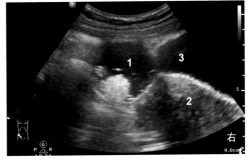

(A) 卵巢畸胎瘤最大纵切面　　　　　　(B) 垂直于最大纵切面的最大横切面

图3-4-6　右侧卵巢畸胎瘤超声切面

1—畸胎瘤；2—子宫；3—膀胱

【超声诊断要点】

（1）附件区类圆形混合回声团，边界较清晰，外形规则。

（2）声像图表现多样　畸胎瘤的超声表现根据其所含有的成分（皮肤、毛发、牙齿、骨骼、脂肪）不同而表现复杂多样，具体可分为以下几种。

① 脂液分层征：肿块内见密集点状强回声与无回声间有一水平分界，脂质成分漂浮于上层，下方为液性无回声。

② 面团征：囊内见强回声团，边缘较清晰，为毛发与脂质混合形成。

③ 瀑布征：内见强回声团，前方回声较强，后方回声渐次衰减，呈瀑布状。其组

织结构上常为大量皮肤组织或骨组织。

④ 星花征：肿物内脂类物质形成的点状强回声漂浮于无回声区中。探头推动见表内光点移动。

⑤ 壁立结节征：肿块内壁见乳头状突起的高回声结节，伴声影。病理上称头节，可为牙齿、骨骼或其他组织的化生，因此结节突起后方可伴声影。

⑥ 多囊征：无回声区见小囊，呈"囊中囊"征。

⑦ 杂乱结构征：肿块内回声多种多样，可有点状、线状或不规则团状强回声光团，成分为毛发或骨骼，后方回声衰减或伴声影。

⑧ 线条征：毛发多表现为短线状回声，肿块内可见多条短线状强回声，随体位改变而移动。这是畸胎瘤较特异性的表现，称为皮样网格。

（3）非成熟性畸胎瘤　肿瘤多呈实性或囊实性，内较少见牙齿、毛发、骨骼等结构。腹腔种植率高，60%患者伴有腹水，超声表现与其他原发卵巢癌相似，最终诊断结果依靠病理。

（4）彩色多普勒超声　绝大多数成熟性畸胎瘤周边及内部无血流信号。个别瘤体内含单一特殊组织成分如神经组织、甲状腺组织等，瘤内实性成分可检测到血流信号。

典型的卵巢畸胎瘤超声声像见图3-4-7。

【鉴别诊断】

（1）卵巢子宫内膜样囊肿　卵巢子宫内膜样囊肿内为细腻毛玻璃样回声。畸胎瘤囊内则多为密集点状回声，较卵巢子宫内膜样囊肿更粗大，加压后可有漂浮移动感。

（2）卵巢黄体囊肿　黄体囊肿有时囊内血凝块超声表现与畸胎瘤内实性结节非常近似，可通过以下方法鉴别：a. 血凝块无血流信号；b. 探头推动包块则内见血凝块晃动。如果有以上特征，多数为黄体囊肿，必要时可以嘱患者复查，黄体囊肿在短时间内可以吸收改变。

（3）肠管及肠内容物　畸胎瘤较大或成分比较单一时，可能被误认为肠道内气体回声而漏诊，应仔细观察肠管蠕动及双侧附件区是否有完整的卵巢回声。必要时嘱患者排便后复查。我们亦可借助水灌肠来鉴别，由于水灌肠时肠道内有大量气泡，可以提供超声对比，将直肠与盆腔肿块区分开，从而与畸胎瘤鉴别。

【特别提示】

① 发现一侧卵巢畸胎瘤时，应同时注意检查对侧卵巢情况，以避免漏诊双侧卵巢畸胎瘤。

② 平卧位经腹壁超声扫查有助于显示脂 - 液分层或液体 - 残渣分层，因为平卧位时会因密度不同而发生位移。检查中可使用另一只手推压肿块以引起脂 - 液界面发生移动以辅助诊断。

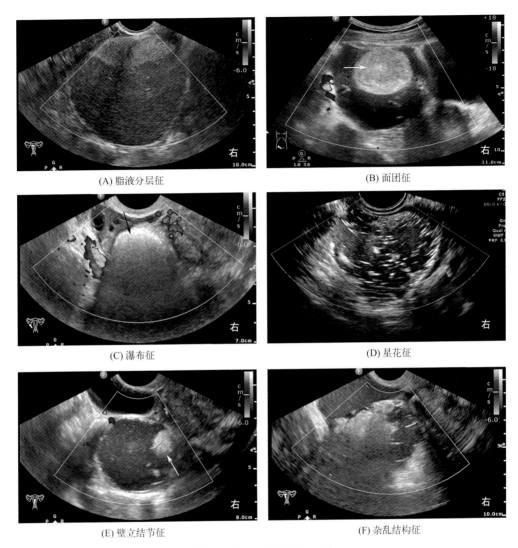

(A) 脂液分层征   (B) 面团征

(C) 瀑布征   (D) 星花征

(E) 壁立结节征   (F) 杂乱结构征

图3-4-7　右侧卵巢畸胎瘤

（A）示右侧卵巢内可见一囊性回声包块，大小约85mm×72mm，囊内可见脂液分层征，边界清晰，下层液性暗区透声欠佳，可见细密点状回声。CDFI示囊壁未见明显血流信号。（B）示卵巢内可见一囊实性包块，边界清晰，内部回声欠均匀，内可见无回声区及类圆形高回声团（→）。CDFI示囊壁及实性成分内部未见明显血流信号。（C）示右侧卵巢旁可见强回声团（→），后方伴扇形声影，肿物内部回声情况显示不清。CDFI示肿物内部及周围未见明显血流信号。（D）示右侧卵巢内可见一囊性包块，囊内回声混杂，可见多发点状强回声漂浮其中。CDFI示囊壁未见明显血流信号。（E）示右侧卵巢内见一囊性回声为主的混合回声包块，边界清晰，囊壁可见一边界清晰的类圆形高回声团（→），囊内无回声区透声欠佳可见细密点状回声漂浮。CDFI示囊内实性成分内未见明显血流信号。（F）示右侧卵巢内可见一混合回声团，边界不清，囊内回声杂乱，可见不规则液性暗区及片状高回声区域

3.4.4 卵巢颗粒细胞瘤

【临床特点】

来源于卵巢性索间质，可能与 DNA 复制错误的基因缺陷有关。本病分为成人型和幼年型两种类型，成人型较常见，最常发生于生育期或绝经期妇女，具有雌激素分泌功能。其主要临床症状为雌激素异常增多导致妇女月经不调、阴道出血、闭经及儿童第二性征异常发育，另外由于高水平雌激素对子宫内膜的长期刺激作用，通常合并子宫内膜增生、子宫内膜息肉、子宫肌瘤甚至子宫内膜癌等。

【扫查要点与标准扫查手法】

详见 1.6 妇科超声扫查方法。

【切面显示】

卵巢颗粒细胞瘤纵切面超声见图 3-4-8。

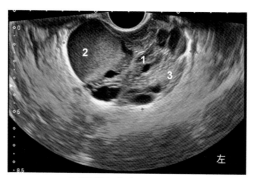

卵巢颗粒细胞瘤最大纵切面

图3-4-8　左侧卵巢颗粒细胞瘤超声切面

1—颗粒细胞瘤；2—液化区域；3—实性部分

【超声诊断要点】

① 颗粒细胞瘤表现多样，可为实性、囊实性或囊性，大部分表现为多房实性肿物，较少完全囊性变。较小肿物多表现为不均质实性低回声。较大肿物可因出血、坏死而多表现为多房囊实性肿物。

② 可伴子宫体积增大、肌层血流增加，以及子宫内膜增生、内膜息肉甚至内膜癌。

③ 彩色多普勒超声：由于颗粒细胞瘤产生的雌激素作用，使瘤体内部血管明显扩张，于肿瘤实性成分可探及较丰富血流信号，频谱呈高速低阻型。

卵巢颗粒细胞瘤超声声像见图 3-4-9。

【鉴别诊断】

（1）子宫浆膜下肌瘤　实性卵巢颗粒细胞瘤需与子宫浆膜下肌瘤鉴别，子宫肌瘤与子宫关系密切，并可见与子宫相连的蒂及血管，可探及两侧卵巢。

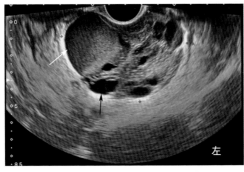
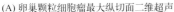
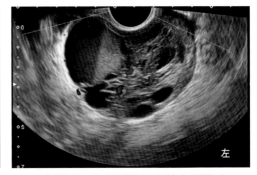

(A) 卵巢颗粒细胞瘤最大纵切面二维超声　　　　　(B)卵巢颗粒细胞瘤最大纵切面彩色多普勒超声

图3-4-9　左侧卵巢颗粒细胞瘤

（A）示左侧附件区内可见一个类圆形囊实性混合回声团，大小约72mm×46mm，边界清晰，内可见多个大小不等囊性回声区（→），囊内透声欠佳，部分可见沉积物形成的分层界限。（B）示混合回声团实性部分可见条状血流信号。超声提示：左侧附件区囊实性混合回声团，建议进一步检查。病理：卵巢颗粒细胞瘤

（2）卵巢成熟性畸胎瘤　两者成分均较复杂：成熟性畸胎瘤成分大多为毛发、脂肪和骨骼等，其内回声更加混乱，周边及内部没有血流信号；卵巢颗粒细胞瘤实性成分可探及较丰富血流信号，频谱呈高速低阻型。

【特别提示】

怀疑卵巢颗粒细胞瘤时，应注意观察患者子宫内膜情况，比如有无子宫内膜增厚或内膜息肉，儿童患者注意询问月经及第二性征发育情况。

3.4.5　卵巢纤维瘤

【临床特点】

卵巢纤维瘤是一种少见的良性性索间质肿瘤，占卵巢肿瘤的2%～5%，好发于中老年女性，预后良好。多为单侧发病。肿瘤常伴发腹水或胸水，称梅格斯综合征（Meige syndrome）。

【扫查要点与标准扫查手法】

详见1.6妇科超声扫查方法。

【切面显示】

卵巢纤维瘤纵切面和横切面超声见图3-4-10。

【超声诊断要点】

① 多表现为圆形或椭圆形低回声实性团块（回声水平多较子宫肌瘤更低），边界清晰，可有包膜，后方常伴明显栅栏状回声衰减。

② 彩色多普勒超声：多数无血流信号，较大肿物近场可有少许血流信号。

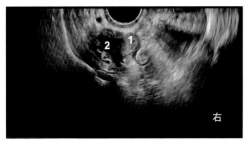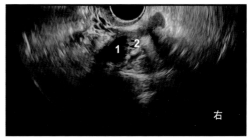

(A) 卵巢纤维瘤最大纵切面　　　　　　　　(B) 垂直于最大纵切面的最大横切面
1—卵巢组织；2—纤维瘤　　　　　　　　　　1—纤维瘤；2—卵巢组织

图3-4-10　卵巢纤维瘤超声切面

典型的卵巢纤维瘤超声声像见图 3-4-11。

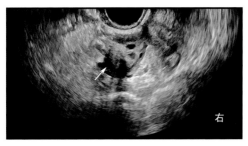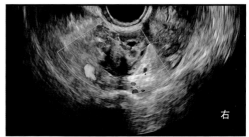

(A) 卵巢纤维瘤最大纵切面二维超声　　　　(B) 卵巢纤维瘤最大纵切面彩色多普勒超声

图3-4-11　卵巢纤维瘤

（A）示右侧卵巢可见一个不规则形低回声团（→），边界欠清晰，内部回声均匀，后方回声明显衰减。
（B）示低回声团周边及内部无明显血流信号。超声提示：右侧卵巢低回声团，考虑为纤维瘤可能。病理：
右侧卵巢纤维瘤

【鉴别诊断】

（1）子宫肌瘤　卵巢纤维瘤常难与带蒂浆膜下肌瘤或阔韧带肌瘤鉴别，两者超声表现极为相似，扫查时应注意寻找双侧附件区正常卵巢组织。另外，浆膜下肌瘤与子宫关系密切，可探及来自子宫的血流信号，超声造影增强早期主要表现为与肌层同步灌注，呈均匀等增强，增强晚期呈周边环状高增强，而卵巢纤维瘤血供多不丰富，超声造影主要表现为周边稍高增强，内部始终低增强。

（2）卵巢纤维上皮瘤　两者后方均有回声衰减，良性卵巢纤维上皮瘤表现为"蛋壳征"，瘤体后方有宽大扇形回声衰减；卵巢纤维瘤瘤体后方常伴明显栅栏状回声衰减。

（3）卵泡膜细胞瘤　卵泡膜细胞瘤与卵巢纤维瘤都起自卵巢基质，病理也可能很难将二者鉴别开来。卵泡膜细胞瘤可产生雌激素，而卵巢纤维瘤罕见产生雌激素，因此常无症状。卵巢纤维瘤较大时可合并梅格斯综合征。

【特别提示】

卵巢纤维瘤易被误诊为浆膜下子宫肌瘤，扫查时应注意辨别肿瘤与同侧卵巢关系，联合使用经腹壁及经阴道超声对提高诊断准确率有较大帮助。

3.4.6 卵泡膜细胞瘤

【临床特点】

卵泡膜细胞瘤来源于卵巢性索间质，约占卵巢肿瘤的 1%。单纯卵泡膜细胞瘤少见，常与颗粒细胞、纤维母细胞共存，根据不同细胞占比不同，表现各有不同，影像鉴别较困难，主要依靠病理学诊断。该类肿瘤多为良性或低度恶性。多单侧发生，好发于绝经前后妇女。瘤细胞能分泌雌激素，故患者常合并子宫内膜增生、月经不规律或绝经后阴道出血等表现。

【扫查要点与标准扫查手法】

详见 1.6 妇科超声扫查方法。

【切面显示】

卵泡膜细胞瘤最大纵切面超声见图 3-4-12。

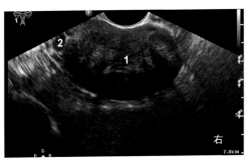

卵泡膜细胞瘤最大纵切面

图3-4-12 卵泡膜细胞瘤超声切面

1—卵泡膜细胞瘤；2—卵泡

【超声诊断要点】

① 超声表现为附件区实性或以实性为主的混合性回声肿物，单侧或双侧，呈类圆形或分叶状，边界清晰。

② 内部回声情况取决于其成分比例：纤维组织成分较多时，实性包块后方常伴回声衰减；细胞成分多、纤维组织成分少时，以均匀中、高回声为主，可出现囊性变和钙化，后方不伴回声衰减；肿物囊性变时则后方回声增强。

③ 可合并胸腹水、子宫内膜增生、子宫肌瘤等表现。

④ 彩色多普勒超声：肿瘤内部血流一般不丰富，表现为少量点状血流信号，但有时也可见血流较丰富者。

典型的卵泡膜细胞瘤超声声像见图3-4-13。

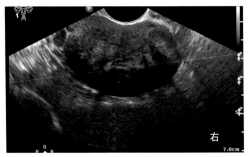
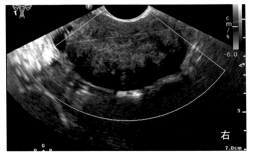

(A) 卵泡膜细胞瘤最大纵切面二维超声　　(B) 卵泡膜细胞瘤最大纵切面彩色多普勒超声

图3-4-13　卵泡膜细胞瘤

（A）示右侧卵巢内可见一个椭圆形实性低回声团，边界尚清晰，内部回声均匀，后方回声衰减明显。（B）示低回声团周边及内部未见明显血流信号。超声提示：右侧卵巢内实性低回声团，内部血供不丰富，建议进一步检查。病理：右侧卵巢卵泡膜细胞瘤

【鉴别诊断】

（1）子宫浆膜下肌瘤　注意观察肿物与子宫关系，并寻找两侧卵巢组织，可资鉴别。

（2）成熟性畸胎瘤　成熟性畸胎瘤成分大多为毛发、脂肪和骨骼等，其内回声更加混乱，周边及内部没有血流信号，通常不会伴有子宫内膜增生及腹水；卵泡膜细胞瘤可合并胸腹水、子宫内膜增生。

（3）卵巢癌　卵巢癌形态不规整，轮廓不清晰，内部回声杂乱，多呈囊实性改变，彩色多普勒超声显示其内部血流丰富；肿瘤生长迅速（图3-4-14）。卵泡膜细胞瘤为实性或以实性为主的混合性回声肿物，呈类圆形或分叶状，边界清晰。

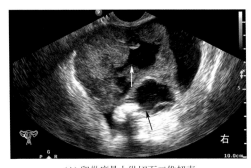
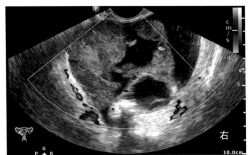

(A) 卵巢癌最大纵切面二维超声　　(B) 卵巢癌最大纵切面彩色多普勒超声

图3-4-14　右侧卵巢癌

（A）示右侧附件区可见一个不规则形囊实性混合回声包块，大小约96mm×78mm，边界尚清，内部回声混杂，内可见实性成分及多发不规则无回声区（→），囊液透声欠佳。（B）示混合回声包块内实性成分可见点状血流信号。超声提示：右侧附件区混合回声包块，考虑为卵巢癌可能，建议进一步检查。病理：右侧卵巢上皮癌

【特别提示】

少量腹水为卵巢性索间质肿瘤的特征之一，可作为性索间质肿瘤与其他良性卵巢肿物的鉴别依据之一，但对于同样源于性索间质的卵泡膜细胞瘤、纤维瘤和颗粒细胞瘤无鉴别作用。

3.4.7 卵巢转移性肿瘤

【临床特点】

卵巢转移性肿瘤占卵巢肿瘤的 5% ~ 10%，多见于双侧卵巢，可来自全身任何部位，最常见原发于胃肠道的卵巢转移性肿瘤——库肯伯格瘤（Krukenburg tumor），表现为双侧卵巢多发性黏液样病灶。该病早期多无症状，发现时常为晚期，可出现腹胀、腹部包块及腹水，预后差。

【扫查要点与标准扫查手法】

详见 1.6 妇科超声扫查方法。

【切面显示】

卵巢转移性肿瘤最大纵切面超声见图 3-4-15。

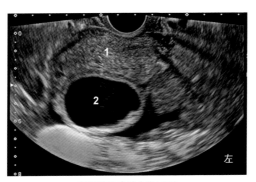

卵巢转移瘤最大纵切面

图3-4-15 卵巢转移性肿瘤超声切面

1—库肯伯格瘤；2—肿瘤液性成分

【超声诊断要点】

① 多累及双侧附件，表现为双侧卵巢或附件区多发大小相似的实性、稍高或低回声肿块，边界清晰，一般呈肾形或近似卵巢原形，边界清楚，内部回声不均匀，后方有时伴衰减，与周围器官无粘连、活动度好。

② 卵巢转移性肿瘤常伴有胃肠道、乳腺及生殖器（子宫、输卵管）肿瘤或肿瘤病史。

③ 盆腔亦可见形态、回声类似的肿块，边界不清，常伴腹水。

④ 彩色多普勒超声：肿瘤内血流丰富，分布杂乱，频谱多普勒超声可探及中等阻力频谱（RI>0.4）。

典型的卵巢转移性肿瘤超声声像见图3-4-16。

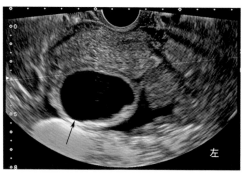

(A) 卵巢转移性肿瘤最大纵切面二维超声　　　　(B) 卵巢转移性肿瘤最大纵切面彩色多普勒超声

图3-4-16　卵巢转移性肿瘤

（A）示左侧附件区内可见一个不规则形混合回声包块，大小约55mm×49mm，边界尚清，内回声不均匀，内部可见一个类圆形无回声区（→）。（B）示混合回声包块内部实性部分见点状血流信号。超声提示：左侧附件区混合回声包块，结合病史，未除外转移瘤可能，建议进一步检查。病理：胃癌转移瘤

【鉴别诊断】

原发性卵巢癌：原发性卵巢癌多单侧发病，单个病灶多见，内部回声不均匀，血流阻力指数呈低阻力型（图3-4-17）。卵巢转移性肿瘤常伴有胃肠道、乳腺及生殖器（子宫、输卵管）肿瘤或肿瘤病史。

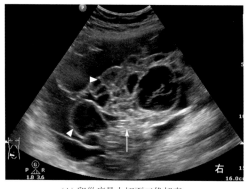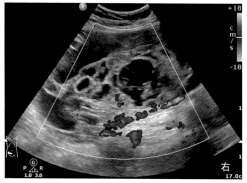

(A) 卵巢癌最大切面二维超声　　　　　　(B) 卵巢癌最大切面彩色多普勒超声

图3-4-17　卵巢癌

（A）示右侧附件区可见一个椭圆形囊实性混合回声包块，大小约162mm×153mm，边界尚清，内部回声混杂，内可见稍高回声团（→）及多发不规则无回声区（▲），囊液透声欠佳。（B）示混合回声包块内实性部分可见点状血流信号。超声提示：右侧附件区混合回声包块，未除外卵巢癌可能，建议进一步检查。病理：右侧卵巢癌

【特别提示】

① 检查时需注意胃肠道等脏器有无原发病灶及转移病灶。

② 超声对卵巢良、恶性肿瘤有一定的鉴别意义，但对肿物组织来源判断价值有限。

3.5 输卵管积水

【临床特点】

输卵管积水（hydrosalpinx）是由于输卵管远端粘连闭锁导致管腔内液体积聚，通常是由盆腔炎症、手术史等因素引起。输卵管积水多发生于输卵管壶腹部，因为此处肌层相对薄弱。输卵管积水患者通常无明显临床症状，多表现为下腹部闷痛等，可继发不孕。

【扫查要点与标准扫查手法】

输卵管积水一般位于卵巢周边，旋转探头寻找到卵巢后，在卵巢周边找到管道状无回声区，常规二维超声观察其内部回声、管壁及分隔情况，结合彩色多普勒超声观察血流情况，在显示病灶的最大切面测量其范围。

【切面显示】

输卵管积水最大纵切面和最大横切面超声见图3-5-1。

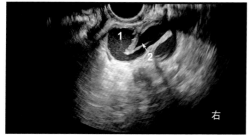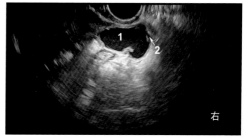

(A) 输卵管积水最大纵切面   (B) 垂直于最大纵切面的最大横切面

图3-5-1 输卵管积水超声切面

1—输卵管积水；2—输卵管壁

【超声诊断要点】

① 附件区可见迂曲管道状无回声区。

② 边界清晰。

③ 管壁略厚、毛糙，内壁可见小皱褶，有不完整分隔。

④ 当输卵管积脓时，多表现为附件区低回声区，管壁增厚，内部回声不均匀，可见细密点状回声。

⑤ 彩色多普勒超声：输卵管积水时管壁可见短条状血流信号，积脓时管壁血流信号较丰富。

典型的输卵管积水超声声像见图3-5-2。

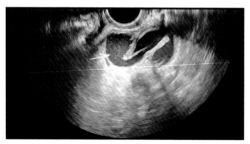 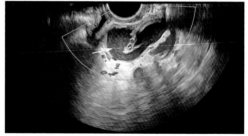

(A) 输卵管积水最大纵切面二维超声　　　　(B) 输卵管积水最大纵切面彩色多普勒超声

图3-5-2　输卵管积水

（A）示右侧附件区可见一管道状无回声区（→），大小约67mm×40mm，边界清晰，管壁毛糙，内可见小皱褶及不完整分隔，后方回声增强。（B）示上述无回声区管壁可见条状血流信号，内部无彩色血流信号。超声提示：右侧附件区无回声区，考虑为输卵管积水。病理：右侧输卵管积水

【鉴别诊断】

（1）卵巢滤泡囊肿　卵巢滤泡囊肿位于卵巢内，周围有卵巢组织包绕，形态规则，多呈类圆形，囊壁较光滑（图3-5-3）。输卵管积水位于卵巢旁，形态不规则、呈管道状，内壁有小皱褶及不完全分隔，周边可见正常卵巢，与卵巢分界清晰。

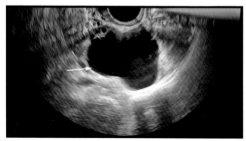 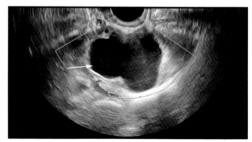

(A) 卵巢囊肿最大纵切面二维超声　　　　(B) 卵巢囊肿最大纵切面彩色多普勒超声

图3-5-3　右侧卵巢滤泡囊肿

（A）示右侧卵巢内可见一个椭圆形无回声区（→），大小约38mm×30mm，壁薄且光滑，后方回声增强，外周有卵巢组织包绕。（B）示上述无回声区周边及内部均未见明显血流信号。超声提示：右侧卵巢滤泡囊肿

（2）卵巢多房性囊腺瘤　二者均表现为有分隔的囊状无回声区。卵巢多房性囊腺瘤位于卵巢内，形态多呈圆形，囊内有多发分隔，呈多房性结构，部分囊壁可见乳头状结构，囊壁及内部分隔上多有彩色血流信号（图3-5-4）。输卵管积水位于卵巢旁，形态不规则，多呈管道状，内部分隔多不完整，囊壁及分隔上血流信号较少。

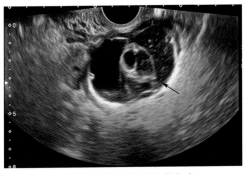 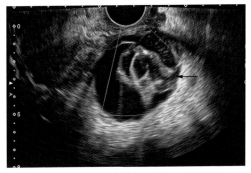

(A) 卵巢囊腺瘤最大纵切面二维超声　　　　　　　(B) 卵巢囊腺瘤最大纵切面彩色多普勒能量图

图3-5-4　卵巢多房性囊腺瘤

（A）示左侧附件区可见一个椭圆形多房性包块（→），大小约50mm×43mm，边界清晰，囊壁较薄，内见多发纤细分隔，后方回声增强。（B）示该包块周边及内部分隔可见散在点状血流信号。超声提示：左侧附件区囊性包块，未除外囊腺瘤可能，建议进一步检查。病理：左侧卵巢囊腺瘤

　　（3）盆腔积液　输卵管积水多位于卵巢旁，多呈长管道状，边界清晰，有包膜；盆腔积液无明显囊壁结构，可在盆腔内流动，改变体位或加压探头可见其形态改变。

　　（4）卵巢子宫内膜样囊肿　输卵管积脓时形态欠规则，多呈长管道状，囊壁较厚。卵巢子宫内膜样囊肿多呈圆形，囊壁较薄（图3-5-5）。可结合病史、感染指标加以鉴别。

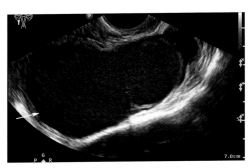 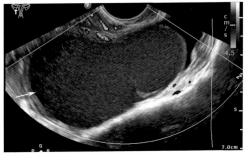

(A) 囊肿最大纵切面二维超声　　　　　　　(B) 囊肿最大纵切面彩色多普勒超声

图3-5-5　卵巢子宫内膜样囊肿

（A）示右侧卵巢可见一个椭圆形低回声区（→），大小约86mm×55mm，边界清晰，囊壁稍厚，内部可见细密点状回声。（B）示低回声区周边可见小条状彩色血流信号，内部未见明显彩色血流信号。超声提示：右侧卵巢子宫内膜样囊肿

【特别提示】

　　① 输卵管积脓患者常有发热、下腹痛等症状，应结合超声诊断、临床症状、感染指标进行鉴别。

　　② 输卵管积脓可在超声引导下穿刺、引流，创伤小，安全性较高，应用价值较高。

　　③ 当输卵管积水范围较小时，容易与子宫旁静脉丛混淆，注意在扫查过程中使用

彩色多普勒超声鉴别。

3.6　盆腔静脉淤血综合征

【临床特点】

盆腔静脉淤血综合征有原发性和继发性两类因素。原发性因素多为静脉瓣功能障碍，继发性因素有多产、盆腔手术史、子宫后倾压迫和"胡桃夹"现象等。

盆腔静脉淤血综合征多见于 20 ～ 45 岁育龄女性，可出现下腹部坠痛、腰痛及月经量较多等。

【扫查要点与标准扫查手法】

盆腔静脉淤血曲张多出现于子宫两侧旁、附件区，在子宫旁及附件区扫查寻找是否存在管道状低回声区，通过结合二维超声及彩色多普勒超声进行诊断，注意探头力度，勿加压使其变形导致测量误差，在显示扩张血管最大内径时测量。

【切面显示】

盆腔静脉淤血综合征最大纵切面超声见图 3-6-1。

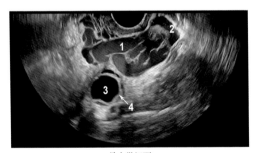

最大纵切面

图3-6-1　盆腔静脉淤血综合征超声切面

1—盆腔静脉丛；2—盆腔积液；3—卵泡；4—卵巢组织

【超声诊断要点】

① 盆腔静脉迂曲扩张，呈串珠状或管道状无或低回声区。

② 多位于子宫侧旁、附件区。

③ 无或低回声区内径多为 5 ～ 11mm。

④ 扩张血管内可见云雾状回声。

⑤ 彩色多普勒超声：上述无或低回声区可见红蓝相间彩色血流信号，可测得静脉血流频谱，做 Valsalva 动作时可出现反向血流信号。

典型的盆腔静脉淤血综合征超声声像见图3-6-2。

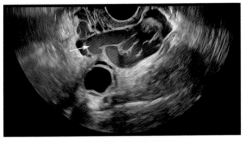
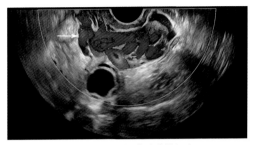

(A) 最大纵切面二维超声　　　　　　　(B) 最大纵切面彩色多普勒超声

图3-6-2　盆腔静脉淤血综合征

（A）示盆腔内可见迂曲管道状低回声区，大小约81mm×50mm，内可见云雾状回声流动，囊壁光滑（→）。
（B）示上述低回声区可见红蓝相间血流信号。超声提示：盆腔静脉淤血综合征

【鉴别诊断】

（1）输卵管积水　二者均为盆腔内管道状低或无回声区，盆腔静脉淤血扩张血管内壁薄且光滑，CDFI可见红蓝相间的血流信号；输卵管积水管道内壁略厚、毛糙，内壁见小皱褶，形态不规则，扩张内径较大，CDFI示囊壁可见少许血流信号、内部无血流信号（图3-6-3）。

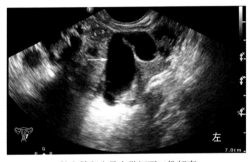
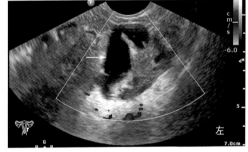

(A) 输卵管积水最大纵切面二维超声　　　　(B) 输卵管积水最大纵切面彩色多普勒超声

图3-6-3　输卵管积水

（A）示左侧附件区可见一管道状无回声区（→），大小约52mm×33mm，边界清，内壁毛糙，可见小皱褶及不完整分隔。（B）示上述无回声区内部无血流信号，管壁可见条状血流信号。超声提示：左侧附件区无回声区，考虑为输卵管积水。病理：左侧输卵管积水

（2）盆腔淋巴囊肿　盆腔淋巴囊肿多有盆腔手术史，囊肿以圆形或椭圆形多见，多位于髂血管旁（图3-6-4）。盆腔静脉淤血扩张血管呈长条形，多位于子宫旁，可通过彩色多普勒超声加以鉴别。

【特别提示】

① 盆腔静脉淤血综合征的金标准检查方法是经导管选择性静脉造影。

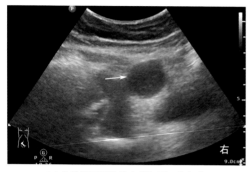 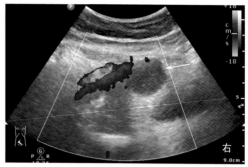

<table>
<tr><td>(A) 盆腔淋巴囊肿最大纵切面二维超声</td><td>(B) 盆腔淋巴囊肿最大纵切面彩色多普勒超声</td></tr>
</table>

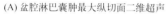

图3-6-4　盆腔淋巴囊肿

患者为子宫切除术后。（A）示盆腔右侧内可见一个类圆形无回声区（→），大小约24mm×20mm，边界清，囊壁薄且光滑，内部回声欠均匀，后方回声稍增强。（B）示上述无回声区内部无血流信号，管壁可见点状血流信号。超声提示：盆腔内无回声区，结合病史，考虑为淋巴囊肿可能

　　② 经阴道超声不受腹壁脂肪等因素干扰，测量相对较准确，注意检查过程中探头不要加压血管。

　　③ 超声检查时通过测量扩张静脉丛的范围及最大内径来评估盆腔淤血严重程度。

3.7　盆腔淋巴囊肿

【临床特点】

　　盆腔淋巴囊肿多见于盆腔恶性肿瘤淋巴结清扫术后，由于淋巴液回流受阻导致淋巴液积聚而形成。盆腔淋巴囊肿多于术后 1 周左右出现，较小的囊肿一般无临床症状，较大囊肿可产生压迫症状，如下腹痛、腹胀等。

【扫查要点与标准扫查手法】

　　盆腔淋巴囊肿多位于双侧髂血管旁，位置较高，经阴道超声探头难以显示，应使用腹部探头进行扫查，在显示双侧髂血管后在其周围进行扫查，观察是否存在异常肿块回声，二维超声结合彩色多普勒超声进行综合诊断。

【切面显示】

　　盆腔淋巴囊肿最大纵切面超声见图 3-7-1。

【超声诊断】

　　① 髂血管旁的无回声区。

　　② 形态规则，多为圆形。

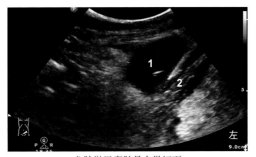

盆腔淋巴囊肿最大纵切面

图3-7-1　盆腔淋巴囊肿超声切面

1—淋巴囊肿；2—髂血管

③ 边界清晰，囊壁菲薄。

④ 内部透声较好，部分可见带状分隔。

⑤ 后方回声增强。

⑥ 彩色多普勒超声：无回声区周边及内部未见明显血流信号。

典型的盆腔淋巴囊肿超声声像见图3-7-2。

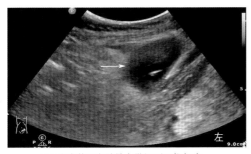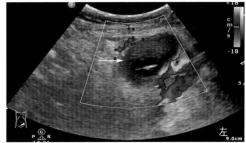

(A) 盆腔淋巴囊肿最大纵切面二维超声　　　(B) 盆腔淋巴囊肿最大纵切面彩色多普勒超声

图3-7-2　盆腔淋巴囊肿

（A）示盆腔左侧内可见椭圆形无回声区（→），大小约39mm×30mm，边界清，囊壁薄且光滑，内可见条索状回声，后方回声稍增强。（B）示上述无回声区内部无血流信号，管壁可见条状血流信号。超声提示：盆腔内无回声区，结合病史，考虑为淋巴囊肿可能

【鉴别诊断】

（1）盆腔包裹性积液　二者均可继发于盆腔手术后，盆腔淋巴囊肿多位于髂血管旁、形态规则、囊壁较薄。而盆腔包裹性积液位置不定，形态欠规则，囊壁厚薄不一，部分囊内可见细小光点。

（2）肠系膜囊肿　主要结合病史及病变位置鉴别二者。肠系膜囊肿位于腹腔内，多见于儿童，与肠系膜关系密切。盆腔淋巴囊肿位于盆腔髂血管旁，多见于盆腔恶性肿瘤淋巴结清扫术后。

（3）卵巢囊肿　对于保留卵巢的患者，需注意盆腔淋巴囊肿与卵巢囊肿的鉴别，鉴别二者时应询问患者手术史，仔细寻找卵巢组织，注意观察囊肿与卵巢之间的关系。若囊肿位于卵巢内，卵巢囊肿的可能性大（图3-7-3）；如囊肿位于卵巢外，则盆腔淋巴囊肿的可能性大。

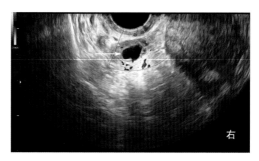

图3-7-3　卵巢囊肿

右侧卵巢内可见一个椭圆形无回声区（→），大小约21mm×14mm，边界清晰，内部透声好，后方回声衰减。CDFI示无回声区周边及内部未见明显彩色血流信号。超声提示：右侧卵巢滤泡囊肿

【特别提示】

①对于盆腔恶性肿瘤术后患者，检查时需注意盆腔有无异常肿块，警惕肿瘤复发可能。

②较小的盆腔淋巴囊肿无须处理，若囊肿较大时，可进行超声引导下囊肿穿刺硬化治疗或手术切除。

第4部分

病例分析与诊断报告书写

4.1 病例分析

病例一　子宫肌瘤

【病例回顾】

患者，女，32 岁，发现子宫肿物 7+ 个月。患者平素月经规则，（5 ～ 6）天 /（30 ～ 33）天，经量中，轻微痛经，尚可忍受，偶有血块。患者未婚，自 2015 年因计划外妊娠行药物流产 + 人工流产术后未避孕至今未孕。7 个月前外院超声提示子宫肌瘤。患者无经量增多、经期延长，无腹痛、腹胀、腰酸等不适，无阴道流液等不适，未予治疗。

既往史： 2015 年孕 11+ 周因计划外妊娠行药物流产 + 人工流产术。

专科查体： 外阴发育正常，阴道畅，可见少许白色分泌物，无明显异味，宫颈大、光滑，无接触性出血，无举痛，子宫前位，子宫正常大小，活动度可，无压痛、反跳痛，左下腹可扪及大小约 6cm×5cm 的包块，双侧附件区未扪及明显异常。

实验室检查： 白细胞（WBC）$6.04×10^9$/L，中性粒细胞比例（%）47.5%，血红蛋白（Hb）127g/L，血小板（PLT）$332×10^9$/L。

超声图像与诊断： 见图 4-1-1、图 4-1-2。

（1）超声所见

子宫长径为 106mm，子宫厚径为 98mm，子宫横径为 73mm，内膜厚为 8mm，宫颈长为 31mm，右侧卵巢大小为 41mm×26mm，左侧卵巢大小为 38mm×25mm。

子宫前位，形态欠规则，宫腔线清晰，子宫内膜回声均匀，宫腔内未见明显异常声像，宫壁光点分布不均匀，子宫前壁可见一个类圆形低回声团，大小约 76mm×55mm，边界清晰，内部回声欠均匀。宫颈内部未见异常回声。

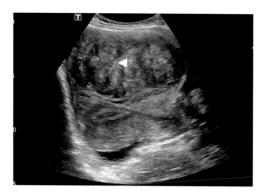

图4-1-1　子宫肌瘤（▲）二维超声

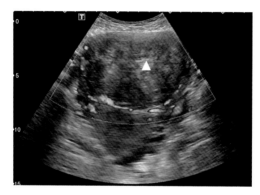

图4-1-2　子宫肌瘤（▲）彩色多普勒超声

双侧卵巢各可见多个类圆形无回声区，右侧约 7 个，最大的 9mm×8mm，左侧约 8 个，最大的 9mm×8mm，边界清晰。

CDFI：宫壁低回声团周边及内部可见点状血流信号，宫腔及双侧附件区未见明显异常血流信号。

（2）超声提示

子宫前位，子宫增大。

子宫前壁低回声团，考虑为子宫肌瘤可能。

双侧附件区未见明显异常包块声像。

手术所见：

① 宫腔镜：宫颈管光滑，未见异常赘生物，宫腔形态规则，子宫内膜平整，无充血，可见少许腺体开口及血管分布，双侧输卵管开口清晰可见。

② 腹腔镜：盆腔少许积液，约 2mL，大网膜与双侧盆壁、子宫左侧宫角至输卵管间质部、子宫右侧宫底宫角至输卵管间质部膜性粘连；双侧输卵管与同侧卵巢致密粘连；右侧输卵管与盆壁膜性粘连；双侧输卵管卵巢外观均未见异常；子宫前位，子宫增大，色粉红，表面光滑，形态失常。子宫前壁见一肌壁间肌瘤样凸起，大小约

7cm×5cm，直肠子宫陷凹可见。

病理结果：

① 肉眼所见：灰褐结节组织一枚，大小 75mm×57mm×34mm，切面灰白实性质韧编织状。

② 病理诊断：（子宫肌瘤）平滑肌瘤。

【 病例讨论 】

子宫肌瘤是子宫平滑肌组织增生而形成的常见女性良性肿瘤，其患病率在育龄期女性中约为 25%。可无明显症状。高危因素为年龄＞40 岁、初潮年龄小、未生育、晚育、肥胖、多囊卵巢综合征、激素补充治疗、子宫肌瘤家族史等，这些因素均与子宫肌瘤的发病风险增加密切相关。子宫肌瘤虽然为良性肿瘤，但也有恶变的可能性。子宫肌瘤的发病机制尚未明了，可能与遗传易感性、性激素水平和干细胞功能失调有关。

子宫肌瘤的大小、数目及生长的部位可以不一致。子宫肌瘤的分型可采用国际妇产科联盟（FIGO）子宫肌瘤 9 型分类方法。另外，根据生长部位可分为子宫体肌瘤和子宫颈肌瘤，前者约占 90%。根据肌瘤与子宫壁的关系可分为肌壁间肌瘤、黏膜下肌瘤和浆膜下肌瘤。子宫肌瘤所导致的症状与肌瘤的部位、生长速度及肌瘤变性有密切关系。

肌瘤生长过快、过大或压迫肌瘤供应血管时使肌瘤供血不足而发生缺血，失去其原有的典型结构，发生变性。子宫肌瘤变性主要分为良性、恶性两种。肌瘤良性变包括玻璃样变、囊性变、脂肪变性、红色变性、钙化、萎缩。肌瘤恶性变为肉瘤变。

【 临床表现 】

① 症状：可无明显症状。与肌瘤的部位、生长速度及肌瘤变性有密切关系。月经改变表现为月经增多、经期延长、淋漓出血及月经周期缩短，可发生继发性贫血。也可出现阴道分泌物增多或阴道排液。肌瘤较大时可能扪及腹部包块，清晨膀胱充盈时更明显。肌瘤较大时也可压迫膀胱、直肠或输尿管等出现相应的压迫症状。黏膜下肌瘤可引起痛经，浆膜下肌瘤蒂扭转时可出现急腹痛，肌瘤红色变性时出现腹痛伴发热。子宫肌瘤可影响宫腔形态、阻塞输卵管开口或压迫输卵管使之扭曲变形等，这均可能导致不孕。

② 体征：与肌瘤大小、部位及数目有关。主要表现为子宫增大，呈球形或不规则，或表现为与子宫相连的肿块。

【 超声特征 】

（1）二维超声

① 子宫增大、形态失常　肌壁间肌瘤和黏膜下肌瘤子宫常可增大、形态规则；浆膜下肌瘤、较大或数目较多的肌壁间肌瘤常导致子宫不规则增大。

② 宫内回声改变

a. 肌壁间肌瘤：子宫肌层内异常回声团，多呈低回声，较大的肌瘤伴后方回声衰减，瘤体与宫壁正常肌层之间界限较清晰。

b. 浆膜下肌瘤：子宫肌层内异常回声团向浆膜层突出，使子宫变形；完全突出宫体的浆膜下肌瘤，仅与宫体以一蒂相连。

c. 黏膜下肌瘤：子宫内膜变形或缺损，内膜下肌层可见低回声团突向宫腔，肌瘤完全突入宫腔时，宫腔内出现实性占位病变，肌瘤与宫腔内膜之间有裂隙，带蒂的黏膜下肌瘤可以突入宫颈管内，形成宫颈管内实性占位声像，可见其与子宫壁有蒂相连。

（2）CDFI

① 肌壁间肌瘤周边因有假包膜，瘤周有较丰富环状或半环状血流信号，并呈分支状进入瘤体内部，瘤体内血流信号较子宫肌壁丰富。

② 浆膜下肌瘤可显示来自子宫的供血血管。

③ 带蒂的黏膜下肌瘤蒂部可显示一条供血血管。

【鉴别诊断】

① 子宫腺肌病：子宫腺肌病与周围肌层之间没有假包膜，边界欠清，无明显包膜，血管化在整个病变内是弥漫性的，彩色多普勒可见散在分布点条状血流信号。

② 平滑肌肉瘤：超声上，平滑肌肉瘤与肌瘤鉴别较困难。肌瘤恶变的超声特征包括：与先前图像相比增长迅速；与周围肌层分界不清，假包膜消失。瘤内为不均质高或低回声，内部可出现不规则液性暗区；CDFI 显示内部血供增加或血流紊乱，频谱多普勒超声可录及高速低阻的动脉血流信号。

③ 卵巢肿瘤：需与子宫肌瘤相鉴别的卵巢实性肿瘤多为性索间质肿瘤。间质肿瘤的超声表现较典型，边缘较锐利，呈实性、低回声或无回声卵巢肿块；由于大量的纤维组织，可能会观察到后方致密声影，常常比肌瘤声影更致密；同大的肌瘤一样，大的肿瘤（直径 >5cm）由于变性或坏死回声更不均匀。

【总结】

① 诊断子宫肌瘤可结合患者的病史、症状及体征，症状、体征不明显的患者通常可采用超声检查来辅助诊断，也可采用宫腔镜检查、腹腔镜检查、子宫输卵管造影等协助诊断。

② 应注意大多数肌瘤由于超声衰减，仅可显示近场血流信号，难以采录到肌瘤内部血流信号，造成瘤内无血流的假象，应进行多角度扫查，以充分评估肌瘤的数量、大小、位置和形态，综合经腹壁和经阴道扫查的结果仔细鉴别。

③ 动态观察：在超声检查中，可以通过动态观察肌瘤的血供情况，采用彩色多普勒等技术以帮助评估肌瘤的血液供应情况。

④ 量化测量：尽可能精确地测量肌瘤的尺寸（长径、宽径和深径），并记录其变化情况，这有助于临床医生评估肌瘤的生长速度和监测治疗效果。

【治疗及预后】

① 随访观察：肌瘤小、无症状的一般不需要治疗。

② 药物治疗：适用于肌瘤小于 2 个月妊娠子宫大小、症状轻、近绝经年龄或全身情况不宜手术者。主要药物有雄激素、促性腺激素释放激素类似物、米非司酮等。

③ 手术治疗：经腹手术（包括腹腔镜和开腹两种式式）、宫腔镜手术、经阴道子宫切除术及子宫肌瘤剔除术、经导管子宫动脉栓塞术（transcatheter uterine artery embolization，UAE）和高强度聚焦超声消融（high intensity focused ultrasound ablation，HIFUA）等。

病例二　卵巢子宫内膜样囊肿

【病例回顾】

患者，女，26 岁，二维超声检查发现右侧附件包块 2 周余。患者平素月经规律，（5～6）天 /30 天，有痛经，能忍受。患者 2 周前诉右下腹疼痛，呈阵发性疼痛，下蹲时腹痛加重，于外院超声检查提示卵巢子宫内膜样囊肿。患者无下腹坠胀感，无异常阴道出血、流液等不适。

既往史：2016 年发现肺结核，自诉规律用药后好转（具体不详）。

专科查体：外阴发育正常，阴道畅，可见少量白色黏性阴道分泌物，宫颈正常大小，柱状上皮外移Ⅰ度，无接触性出血，无举痛，子宫前位，子宫稍大，活动度可，无压痛、反跳痛，右侧附件区可扪及一包块，大小约 5cm×4cm，活动度可，无明显压痛及反跳痛，左侧附件区未扪及明显包块。

实验室检查：血常规可见 WBC $7.16×10^9$/L，NEU(%) 57%，Hb 139g/L，PLT $333×10^9$/L。肿瘤标志物：糖类抗原 125 123.8U/mL，糖类抗原 19-9 127.25U/mL，糖类抗原 50 40U/mL。

超声图像与诊断：见图 4-1-3、图 4-1-4。

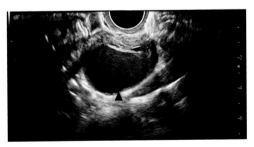

图4-1-3　卵巢子宫内膜样囊肿（▲）二维超声

（1）超声所见

子宫长径为 44mm，子宫厚径为 34mm，子宫横径为 43mm，内膜厚为 6mm，宫颈长为 24mm，右侧卵巢大小为 54mm×49mm，左侧卵巢大小为 29mm×30mm。

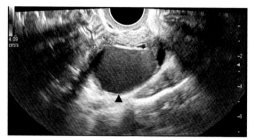

图4-1-4 卵巢子宫内膜样囊肿（▲）彩色多普勒超声

子宫前位，形态规则，宫腔线清晰，子宫内膜回声均匀，宫内节育环未见，宫壁光点分布均匀，未见实性团块回声。宫颈内部未见异常回声。

双侧卵巢轮廓欠清，右侧卵巢内可见一个类圆形低回声区，大小为41mm×32mm，边界清晰，其内充满细小点状低回声。

CDFI：右侧卵巢低回声区周边及内部未见明显彩色血流信号，子宫未见明显异常彩色血流信号。

（2）超声提示

子宫前位，大小正常。

右侧卵巢低回声区，考虑为子宫内膜样囊肿可能。

手术所见：

腹腔镜：可见盆腔积水约10mL，子宫前位，大小约4cm×3cm×4cm，形态正常，表面光滑，质稍软，活动度欠佳，直肠子宫陷凹呈半封闭状态。右侧卵巢增大，可见一个大小约4cm×3cm的囊性包块，表面瓷白色，与后盆壁及盆壁右侧、子宫右后壁、大网膜及肠管较多致密粘连及少许膜性粘连，右侧输卵管与右侧卵巢少许膜性粘连，走行迂曲，无肿胀，伞端无闭锁。左侧卵巢外观及大小未见明显异常。

病理结果：

① 肉眼所见：囊壁样组织一堆，大小4cm×3cm×2cm，外侧壁光滑，壁厚0.2～0.3cm，囊壁内可见灰褐色物质附着。

② 病理诊断：（右侧卵巢）子宫内膜异位症伴囊肿形成。

【病例讨论】

子宫内膜异位症是指子宫内膜组织（腺体和间质）出现在子宫体以外的部位，其与子宫腺肌病统称为子宫内膜异位性疾病。子宫内膜异位症是育龄期妇女常见的慢性疾病，其主要临床症状为疼痛与不孕，明显影响患者的生活质量。

子宫内膜异位症主要有4种类型：卵巢型，即卵巢子宫内膜样囊肿，俗称巧克力囊肿，是最常见的类型；腹膜型，指盆腔腹膜的浅层子宫内膜异位症种植病灶，由于腹膜型子宫内膜异位症位置表浅且常较小，常规超声检查不易显示病灶，主要依靠腹腔镜诊断；深部浸润型，指病灶浸润深度≥5mm，包括子宫骶韧带、直肠子宫陷凹、阴道穹隆、直肠阴道隔、直肠或结肠壁的子宫内膜异位症病变，也可侵犯至膀胱壁和输尿管；其他部位的子宫内膜异位症，包括瘢痕子宫内膜异位症及其他少见的远处子宫内膜异位症。

【临床表现】

① 卵巢子宫内膜样囊肿在临床上最常见的症状是慢性盆腔炎、不孕和痛经。

② 卵巢子宫内膜样囊肿最典型的临床症状是盆腔疼痛，70% ～ 80% 的子宫内膜样囊肿患者有不同程度的盆腔疼痛。约 25% 的患者无症状，仅在超声检查中可查出。

【超声特征】

① 二维超声：典型声像图表现为类圆形或椭圆形低回声区，内部充满点状细密回声，囊壁稍厚，边界清晰。当囊内血液机化时，可表现为不规则中等回声或网格状回声。

② CDFI：囊肿内部无血流信号，仅在囊壁或分隔上见条状血流。

【鉴别诊断】

① 单纯性浆液性囊腺瘤：单纯性浆液性囊腺瘤与周围组织边界清晰，囊肿内壁光滑，囊壁不规则，囊壁或间隔上常可见点状的血流信号。卵巢子宫内膜样囊肿内壁较毛糙，囊壁厚薄不均，囊壁常无血流信号。

② 卵巢黄体囊肿：卵巢黄体囊肿囊壁可见环状血流信号，因其与月经周期有关，常在随访过程中逐渐缩小或消失。卵巢子宫内膜样囊肿随时间延长可变大。

【总结】

诊断卵巢子宫内膜样囊肿时可结合患者的病史、症状、体征以及实验室检查结果，卵巢子宫内膜样囊肿患者可以有痛经史，实验室检查可以有 CA125 肿瘤标志物轻度升高，影像学检查（CT、MRI、超声）示盆腔内卵巢旁可见囊性包块，尤其是经阴道超声检查是诊断卵巢子宫内膜样囊肿最重要的手段。无临床症状或实验室指标正常的患者可采用超声检查辅助诊断。

【治疗及预后】

① 药物治疗：可通过假孕疗法、孕激素类药物和假绝经疗法或中药进行治疗。通过服药来控制卵巢子宫内膜样囊肿生长的效果有限，而且容易影响子宫内膜正常的周期变化。

② 手术治疗：分为开腹手术和腹腔镜手术。腹腔镜手术创伤小、恢复快，目前已成为卵巢子宫内膜样囊肿的最佳处理方式。目前认为，以腹腔镜确诊，手术 + 药物治疗为卵巢子宫内膜样囊肿治疗的金标准。对于有生育要求的育龄期患者，尽可能行保留生育功能的手术，术后疼痛缓解率达 80% 以上，妊娠率为 40% ～ 60%。

病例三　子宫内膜息肉

【病例回顾】

患者，女，32 岁，阴道不规则出血 22 天。患者 G0P0，平素月经规律，（5 ～ 6）

天 /30 天，月经量正常，无痛经，入院完善超声检查提示子宫内膜息肉可能。患者无月经异常、无腹痛等不适。

既往史：无特殊。

专科查体：外阴未见明显异常，阴道畅，无异味，宫颈正常大小，表面尚光滑，无举痛，子宫前位、正常大小、质中、无压痛，双侧附件区未见明显异常。

实验室检查：WBC 7.04×10^9/L，NEU（%）63.5%，Hb 125g/L，PLT 292×10^9/L。

超声图像与诊断：见图 4-1-5、图 4-1-6。

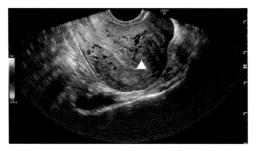

图4-1-5　子宫内膜息肉（▲）二维超声

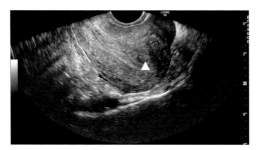

图4-1-6　子宫内膜息肉（▲）彩色多普勒超声

（1）超声所见

子宫长径为 65mm，子宫厚径为 57mm，子宫横径为 54mm，内膜厚为 14mm，宫颈长为 28mm，右侧卵巢大小为 34mm×28mm，左侧卵巢大小为 39mm×26mm。

子宫后位，形态规则，宫腔线不清晰，子宫内膜回声不均匀，宫腔内可见一个椭圆形高回声团，大小约 10mm×8mm，边界清晰，内部回声均匀，宫壁光点分布均匀，未见实性团块回声。宫颈内部未见异常回声。

双侧卵巢各可见多个类圆形无回声区，右侧约 8 个，最大的 17mm×12mm，左侧约 10 个，最大的 5mm×5mm，边界清晰。

CDFI：宫腔内高回声团周边及内部见点状血流信号。宫壁及双侧附件区未见异常血流信号。

（2）超声提示

子宫后位，子宫增大。

宫腔内高回声团，内膜息肉？

双侧附件区未见明显异常包块声像。

手术所见：

宫腔镜：宫颈管通畅、平滑，宫颈未见赘生物。宫腔深度7cm，宫腔形态正常，子宫内膜厚度中等、淡粉色、表面平整，内膜表面可见较多白色腺体开口及少许细小血管分布。宫腔前后壁可见一个息肉样赘生物，大小约1cm×1cm，蒂部位于左侧宫壁，蒂较韧，表面细小血管分布均匀。双侧子宫角正常，双侧输卵管开口可见。

病理结果：

① 肉眼所见：直径10mm灰红碎组织一堆。

② 病理诊断：（宫腔）子宫内膜息肉，余为增殖期改变子宫内膜。免疫组化：CD138、MUM1（除息肉区域外，全片共见双阳细胞6个，散在分布）。

【病例讨论】

子宫内膜息肉是一种局部子宫内膜腺体和间质过度生长，被覆上皮并突出于周围子宫内膜的良性增生性病变。子宫内膜息肉发病年龄跨度较大，从育龄期至绝经后均可发病，不同年龄阶段临床表现各异，对患者的影响也不尽相同。子宫内膜息肉发病原因不明，常见高危因素包括年龄、雌激素依赖性疾病、代谢综合征相关疾病、应用他莫昔芬、感染、宫腔操作史及遗传因素等。

根据子宫内膜息肉发病机制及病理学特征可分为非功能性息肉、功能性息肉、腺肌瘤样息肉、他莫昔芬相关性息肉、绝经后息肉、子宫内膜-子宫颈管内膜息肉（也称为混合性息肉）。

【临床表现】

① 异常子宫出血：异常子宫出血是子宫内膜息肉最常见的症状。绝经前女性可表现为经期延长、经量增多、月经间期出血、性交后出血、子宫不规则出血等。绝经后女性可表现为绝经后出血。

② 不孕及妊娠失败：子宫内膜息肉可导致不孕、复发性流产及反复种植失败。子宫内膜息肉可通过机械性阻塞、子宫内膜局部炎症反应、子宫内膜容受性降低等机制导致不孕。子宫颈管和输卵管开口处的息肉可干扰精子移动。此外，长期的不规则阴道出血会减少性交频率而导致患者妊娠率降低。

③ 腹痛或阴道流液：腹痛是子宫内膜息肉最常见的临床表现之一。腹痛可能持续很长时间，并且在月经期间表现得更为明显。如果不及时进行治疗，腹痛现象可能会逐渐加重，甚至可能引发其他妇科疾病。另外，患者可能会出现阴道流液或恶臭的血性分泌物，这通常与息肉的大小、是否继发感染和息肉刺激子宫收缩有关。

【超声特征】

（1）二维超声

① 宫腔内单发或多发高回声团，形态规则，呈椭圆形、乳头状、水滴状或条索状，伴或不伴宫腔积液。宫腔线变形或中断，可出现串珠征。串珠征是指子宫内膜典

型"三线征"中的中央高回声宫腔线上出现局灶性高回声团。不典型子宫内膜息肉可呈低回声、杂乱回声，当息肉中间囊性变时，其内可见液性暗区。

② 内膜较厚时，内膜形态可不对称，息肉与正常内膜分界清晰，子宫内膜基底层与肌层分界清楚，无变形。

③ 若息肉蒂较长，可脱落至宫颈管内甚至脱出宫颈外口，宫颈内口扩张，宫颈管内可见条状高回声团。

（2）CDFI　部分内膜息肉蒂部可见点状或短条状彩色血流信号，称血管蒂征。血管蒂征是子宫内膜息肉的特征性超声表现。

【鉴别诊断】

① 子宫黏膜下肌瘤：子宫黏膜下肌瘤呈高回声团时容易被误诊为子宫内膜息肉，肌瘤后方回声可有轻度衰减，肌瘤所在处内膜基底层变形或中断，宫腔线变形、移位，无串珠征表现。CDFI 可见沿瘤体周缘环状分布的多支血管。

② 子宫内膜增生：子宫内膜复杂性增生型内膜增厚，回声不均匀，增生内膜内可见散在小囊状或筛孔状无回声区，容易误诊为子宫内膜息肉囊性变，增生内膜基底层与肌层分界清晰，内膜外形轮廓规整。复杂性增生或不典型增生时，内膜内可有点条状血流信号。

【总结】

① 初步诊断子宫内膜息肉时可结合患者的病史、症状、妇科检查和阴道超声检查结果，确诊需在宫腔镜下切除子宫内膜息肉并行组织病理学检查。

② 有些子宫内膜息肉会随着月经周期的变化而变化，需要注意息肉的流动情况，以确定是否存在液体积聚，建议月经干净后 3～7 天经超声检查确定是否有内膜息肉。

【治疗及预后】

① 观察（期待治疗）：无症状、无恶变高危因素、息肉直径＜1cm 的绝经前子宫内膜息肉患者可观察随诊。

② 药物治疗：药物治疗可用于绝经前有异常子宫出血的子宫内膜息肉患者术前治疗，或绝经前患者息肉切除术后预防复发，存在恶变高危因素的患者需排除息肉恶变。常用药物包括孕激素类药物、短效复方口服避孕药。

③ 手术治疗：手术治疗是子宫内膜息肉的主要治疗方法。手术的主要方式有宫腔镜下子宫内膜息肉切除术、宫腔镜下子宫内膜切除术、子宫切除术、刮宫术等。临床上需综合考虑息肉的大小、位置、治疗目的、手术风险、医院条件等因素，选择不同的手术方式。推荐宫腔镜下子宫内膜息肉切除术作为优先治疗措施，有生育需求者注意保护子宫内膜。

病例四　输卵管积水

【病例回顾】

患者，女，31 岁，发现输卵管病变4+年。平素月经规则,(4～5) 天 /(28～30) 天，经量中，偶有痛经，无血块。患者6年来未避孕至今未孕，行双侧子宫输卵管造影提示右侧输卵管远端堵塞，左侧输卵管远端阻塞并积水。患者无腹痛、腹胀，无腰酸不适，无异常阴道出血、流液等不适。

既往史：2011年股骨骨折手术治疗（具体不详）；4年前外院双侧子宫输卵管造影示右侧输卵管堵塞，左侧输卵管积水（未见检查单）。

专科查体：外阴发育正常，阴道畅，可见少许白色分泌物，无明显异味，宫颈正常大小、光滑，无接触性出血，无举痛，子宫前位，子宫正常大小、活动度可，无压痛、反跳痛，未扪及异常包块，双侧附件区未扪及明显异常。

实验室检查：WBC 6.05×10^9/L，NEU（%）62.2%，Hb 126g/L，PLT 265×10^9/L。

超声图像与诊断：见图4-1-7、图4-1-8。

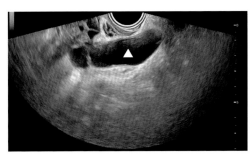 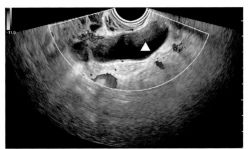

图4-1-7　输卵管积水（▲）二维超声　　图4-1-8　输卵管积水（▲）彩色多普勒超声

（1）超声所见

子宫长径为49mm，子宫厚径为40mm，子宫横径为48mm，内膜厚为7mm，宫颈长为29mm，右侧卵巢大小为38mm×23mm，左侧卵巢大小为39mm×22mm。

子宫后位，形态规则，宫腔线清晰，子宫内膜回声均匀，宫内节育环未见，宫腔内未见明显异常声像。宫壁光点分布均匀，未见实性团块回声。宫颈内部未见异常回声。

右侧附件区可见迂曲管状无回声区，范围约52mm×20mm，边界尚清晰，壁稍厚，内壁毛糙，管内见皱褶样结构。

CDFI：右侧附件区无回声区周边及内部未见血流信号，子宫未见异常彩色血流信号。

（2）超声提示

子宫后位，大小正常。

右侧附件区无回声区，考虑为输卵管积水可能。

手术所见

① 宫腔镜：宫颈肥大，宫颈管光滑，宫腔形态正常，未见异常赘生物，子宫内膜厚度中等、均匀，左侧输卵管开口未见，右侧输卵管开口清晰可见。

② 腹腔镜：左侧盆壁与乙状结肠致密粘连，子宫大小正常，子宫后壁与大网膜可

见部分膜性粘连带，右侧输卵管增粗、严重扭曲，壶腹部及伞端均包绕在粘连带内，伞端闭锁，右侧输卵管远端可见积水，右侧大小约 5cm×3cm，左侧输卵管未见异常，双侧卵巢未见明显异常。

【病例讨论】

输卵管积水是由于输卵管炎症后伞端粘连闭锁、输卵管内炎性液体排出不畅而形成的盆腔炎性疾病，常继发于支原体、衣原体、淋病奈瑟球菌等病原体感染后，以及分娩或人工流产、不洁性生活、不当的宫腔操作、盆腔炎、妇科手术后感染或周围器官炎症波及、子宫内膜异位症等。

输卵管积水分三度。a. 轻度：积水直径＜ 1.5cm 或无积水，伞端与输卵管或卵巢周围无明显粘连，子宫输卵管造影（hysterosalpingography，HSG）显示输卵管形态正常。b. 中度：积水直径为 1.5 ～ 3.0cm，需要辨认伞端与卵巢或输卵管周围有粘连且尚不固定，直肠子宫陷凹有少许粘连，HSG 显示输卵管正常结构丧失。c. 重度：积水直径＞ 3.0cm，盆腔或附件区致密粘连，伞端闭锁不可见，直肠子宫陷凹封闭，盆腔内器官难以辨认。

【临床表现】

① 阴道分泌物增多：输卵管积水时，输卵管扩张部和未扩张部的管腔仍可相通，部分输卵管积水患者可表现为阴道分泌物增多、水样白带等症状，也可有间断性阴道排液现象。

② 腰骶部疼痛：由于炎症刺激，患者主诉程度不一的腰骶部疼痛，输卵管积水程度越严重，疼痛感会越明显。

③ 月经不调、痛经：输卵管积水也可表现为月经量或月经频次明显增多；离经期越近，疼痛感就会越严重，月经来潮时减轻或消失。

④ 继发不孕或异位妊娠：输卵管积水因输卵管管腔粘连闭锁，导致异位妊娠或不孕。输卵管积水的毒性物质在胚胎移植时流入子宫腔，对胚胎产生毒素作用，可降低着床能力、胚胎种植率及妊娠率，增加流产率。

⑤ 腹痛：输卵管积水继发急性炎症，病灶局部组织充血水肿，患者表现为下腹部强烈疼痛感，甚至在运动或突然改变体位后出现急性腹痛，也有急性炎症但症状不明显者。

⑥ 发热：输卵管积水急性感染形成脓肿后，可表现为全身炎症反应，出现发热等症状。

【超声特征】

（1）二维超声

① 附件区可见迂曲管道状无回声区；边界清晰；管壁略厚、毛糙，内壁可见小皱褶，有不完整分隔。

② 当输卵管积脓时，多表现为附件区低回声区，管壁增厚，内部回声不均匀，可见细密点状回声。

（2）CDFI　输卵管积水时管壁可见短条状血流信号，积脓时管壁血流信号较丰富。

【鉴别诊断】

① 卵巢滤泡囊肿：卵巢滤泡囊肿位于卵巢内，周围有卵巢组织包绕，形态规则，多呈类圆形，囊壁较光滑。输卵管积水多位于卵巢旁，形态不规则、呈管道状，内壁有小皱褶及不完全分隔，周边可见正常卵巢。

② 盆腔积液：盆腔积液无明显囊壁结构，可在盆腔内流动，改变体位或加压探头可见其形态改变。输卵管积水多位于卵巢旁，多呈长管道状，边界清晰，有包膜。

【总结】

① 输卵管积水主要依靠辅助检查，如超声检查、子宫输卵管造影检查等，再结合临床表现进行诊断。轻度输卵管积水临床表现不明显，大多因体检、不孕检查发现，中、重度输卵管积水可有阴道分泌物异常、腹痛、发热、月经不调等临床表现，查体时可触及腹部囊性包块。

② 在诊断输卵管积水的过程中，要注意周期性的输卵管积水，一般在排卵前开始出现，排卵后消失。

【治疗及预后】

输卵管积水的治疗需根据输卵管积水的程度、患者年龄、卵巢储备功能、是否存在其他不孕症因素等选择个体化治疗方案，包括输卵管切除术、输卵管造口术、输卵管近端阻断术、输卵管积水抽吸术、输卵管 Essure® 栓堵术、硬化剂栓塞疗法。

4.2　妇科超声报告书写规范

超声报告是临床诊断和治疗的重要参考依据，且是具有法律性质的文书。超声医生应该认真客观地详细描述检查内容，以做出严谨的超声提示，供临床医生参考。报告中用词必须科学、规范、严谨、专业。对所见阳性部分应重点描述，结合临床资料作出超声提示。如遇危急重症患者，需立即与临床科室医师沟通，并进行危急值报告登记。

4.2.1　一般信息

① 患者信息：患者姓名、性别、年龄、诊疗号、超声号、申请科室、检查项目。

② 其他内容：检查时间、检查仪器、检查地点、报告发送时间、打印报告时间、检查医师等。

4.2.2　检查方法、方式、内容、描述

① 检查方法：常用的检查方法有二维超声、彩色多普勒超声、频谱多普勒超声等，特殊检查方法有超声造影、弹性成像、三维超声等。

② 检查形式：经腹壁超声检查、经阴道超声检查及经直肠超声检查。

③ 检查内容：包括解剖结构、血流动力学参数、主要测量值以及有无存在异常病变。

④ 超声描述：书写报告时需将器官及病灶的位置、大小、形态、边界、内部回声与周边脏器关系等超声特征反映在超声报告中。报告描述完整、层次清晰、术语准确、重点突出。

⑤ 超声提示：根据超声图像，结合疾病的特征性临床表现及临床指标进行分析和诊断。诊断的提示应按照不同的诊断层级进行书写。Ⅰ级诊断为解剖学定位诊断，提示该器官部位有无异常。Ⅱ级诊断为发现病灶，但缺乏病理诊断，对病灶位置及超声表现进行提示，建议进一步检查。Ⅲ级为病理学诊断，超声应该通过综合分析判断才予以肯定而明确的结论。超声医师可根据影像学分级诊断原则和方法，做出恰当、客观、科学而准确的超声提示。

⑥ 选图标准：当未见明显异常病变时应该分别选取子宫和卵巢标准切面的图像。若有病灶，应留存与超声检查描述相对应的、能够代表病灶回声特征和反映病灶与正常脏器关系的图像。建议有条件的医院应永久保存超声检查图像及报告，超声图像中应显示仪器设备信息、检查时间等，解剖位置空间关系应根据病情要求进行标识。

⑦ 签名：超声医师需对个人签发报告内容负责。

4.2.3　子宫及双侧附件超声报告模板

超声医学科检查报告单

| 姓名 | 性别 | 年龄 | 门诊号 / 住院号 | 超声号 |
| 科别 | 检查部位 | 检查时间 | 打印时间 | 检查设备 |

超声图像所见：

| 超声图片1 | 超声图片2 |

子宫长径为____mm，子宫厚径为____mm，子宫横径为____mm，内膜厚为____mm，宫颈长为____mm，右侧卵巢大小为____mm×____mm，左侧卵巢大小为____mm×____mm。

子宫____位，形态____，宫腔线____，子宫内膜回声____，宫腔内____，宫壁光点分布____，____实性团块回声。宫颈内部未见异常回声。

双侧卵巢各可见____，右侧约____个，最大____mm，左侧约____个，最大____mm，边界____，透声____，后方回声____。

CDFI：子宫及双侧附件区____异常彩色血流信号。

超声提示：

子宫前 / 中 / 后位，大小____。

双侧附件区____。

4.2.4 妇科超声留图规范

（1）经腹壁超声检查

① 留取阴道、宫颈和子宫的正中矢状切面图及宫体横切面图像。

② 留取双侧卵巢长轴、短轴切面。

（2）经腔内超声检查

① 阴道正中矢状切面图，膀胱位于屏幕的左侧，直肠位于右侧。

② 宫颈正中矢状切面图，显示宫颈外口、内口及中线回声。

③ 子宫体正中矢状切面图，显示子宫内膜的中线回声。

④ 在子宫角下方显示子宫体的横切面，显示子宫内膜的中线回声。

⑤ 双侧卵巢长轴切面或一张图双幅图像，并标注体表标记。

⑥ 异常情况应留取阳性图像及对应的体表标志或文字标识。若是条件允许时应当留取与正常组织的对比图。

第5部分

示范性操作视频+规范化
扫查及诊断讲课视频

5.1　妇科超声扫查规范视频

5.2　妇科病例操作视频

参考文献

［1］ 刘芸，赵云，胡兵. 超声检查对早孕胚胎的影响及应用安全性研究进展［J］. 山东医药，2013，53（34）：102-104. doi：10. 3969/j. issn. 1002-266X. 2013. 34. 044.

［2］ Salvesen K，Lees C，Abramowicz J，et al. Board of International Society of Ultrasound in Obstetrics and Gynecology（ISUOG）. ISUOG statement on the safe use of Doppler in the 11 to 13 +6-week fetal ultrasound examination. Ultrasound Obstet Gynecol，2011，37（6）：628. doi：10. 1002/uog. 9026. PMID：21618313.

［3］ Roudebush WE，Kivens WJ，Mattke JM. Biomarkers of Ovarian Reserve. Biomark Insights，2008，3：259-268. doi：10. 4137/bmi. s537. PMID：19578510；PMCID：PMC2688347.

［4］ Hansen KR，Hodnett GM，Knowlton N. Correlation of ovarian reserve tests with histologically determined primordial follicle number. Fertil Steril，2011，95（1）：170-5. doi：10. 1016/j. fertnstert. 2010. 04. 006. Epub 2010，1. PMID：20522327.

［5］ 中国医师协会超声医师分会. 妇产科疾病静脉超声造影临床应用中国专家共识（2023版）［J］. 中华超声影像学杂志，2023，32（07）：553-565. doi：10. 3760/cma. j. cn131148-20230317-00154

［6］ 王会敏，肖祎炜，欧阳春艳等. 超声造影评价不孕症患者子宫内膜容受性的应用研究［J］. 中国超声医学杂志，2020，36（03）：252-254.

［7］ Gao YB，Yan JH，Yang YD. Diagnostic value of transvaginal four-dimensional hysterosalpingo-contrast sonography combined with recanalization in patients with tubal infertility. Niger J Clin Pract，2019，22（1）：46-50. doi：10. 4103/njcp. njcp_376_17. PMID：30666019.

［8］ Wakui N，Takayama R，Kamiyama N，et al. Arrival time parametric imaging using Sonazoid-enhanced ultrasonography is useful for the detection of spoke-wheel patterns of focal nodular hyperplasia smaller than 3 cm. Exp Ther Med，2013，5（6）：1551-1554. doi：10. 3892/etm. 2013. 1048. Epub 2013 Apr 4. PMID：23837029；PMCID：PMC3702692.

［9］ 梁伟翔，陈智毅. 临床实用超声掌中宝［M］. 广州：广东科技出版社，2019：151-153.

［10］ 中国妇科超声检查指南/中国医师协会超声医师分会. 中国妇科超声检查指南［M］. 北京：人民卫生出版社，2017：1-13.

［11］ 谢红宁，李丽娟，朱云晓. 妇产科超声诊断学. 北京：人民卫生出版社，2005.

［12］ 姜玉新. 医学超声影像学，2版. 北京：人民卫生出版社，2016.

［13］ 陈智毅，尚宁，张建兴，等. 实用超声诊疗规范. 北京：科学出版社，2018.

［14］ 涂长玉. 现代临床医学丛书 影像医学. 北京：中医古籍出版社，2010.

［15］ 孔秋英，谢红宁. 妇产科影像诊断与介入治疗学. 北京：人民卫生出版社，2001.

［16］ 杨冬梓，梁立治，张清学，等. 疑难妇产科学. 北京：科学技术文献出版社，2006.

［17］ 姜玉新，王志刚. 医学超声影像学. 北京：人民卫生出版社，2010.

［18］ 李小毛，杨越波，梅卓贤. 实用妇产科症状鉴别诊断. 福州：福建科学技术出版社，2008.

［19］ 唐汐.实用临床影像学.天津：天津科学技术出版社，2020.

［20］ 杨瑾，管清，闫萍.超声诊断学.兰州：兰州大学出版社，2010.

［21］ 金修才，除晓宇.实用临床超声诊断手册.北京：化学工业出版社，2013.

［22］ 王海燕，唐军.妇科疾病超声诊断产图谱.北京：人民军医出版社，2015.

［23］ 张源祥，樊文峰.超声诊断.北京：中国医药科技出版社，2007.

［24］ 陈倩，时春艳，赵扬玉，等.妇产科疾病超声诊断路径.北京：北京大学医学出版社，
2016.

［25］ 廖建梅，杨舒萍，吕国荣.现代妇科超声诊断与治疗.福州：福建科学技术出版社，2021.

［26］ 李力，乔杰，胡娅莉，等.实用生殖医学.北京：人民卫生出版社，2012.

［27］ 谢幸，孔北华，段涛，等.妇产科学.9版.北京：人民卫生出版社，2018.

［28］ 杨慧霞，狄文，王建六，等.妇产科学.北京：人民卫生出版社，2016.

［29］ 沈铿，马丁，狄文，等.妇产科学.北京：人民卫生出版社，2015.

［30］ 田海燕，何茜，龙治刚.医学影像与超声诊断.长春：吉林科学技术出版社，2019.

［31］ 刘晶莹.现代临床妇产科学.天津：天津科学技术出版社，2018.

［32］ 陈智毅.生殖超声诊断学.北京：科学出版社，2018.

［33］ 李雪儿.子宫内膜病变的超声诊断［J］.中华实用诊断与治疗杂志，2009，23（5）：471-
473.

［34］ 陈丹，涂滨，梁彤.三维彩色多普勒超声鉴别诊断子宫腺肌症、子宫肌瘤的价值［J］.现
代诊断与治疗，2023，34（2）：175-177.

［35］ 张宗庆.经腹部彩色多普勒超声在子宫腺肌瘤鉴别诊断中的应用价值分析［J］.现代诊断
与治疗，2022，33（19）：2911-2913.

［36］ 子宫肌瘤的诊治中国专家共识专家组.子宫肌瘤的诊治中国专家共识［J］.中华妇产科杂
志，2017，52（12）：793-800.

［37］ 卓静静.观察经阴道及腹部彩色多普勒超声在子宫肌瘤与子宫腺肌瘤鉴别诊断中的应用效
果［J］.现代医用影像学，2020，29（8）：1535-1536，1554.

［38］ 王宏.经阴道彩色多普勒超声诊断子宫肌瘤和子宫腺肌症及腺肌瘤的临床价值分析［J］.
影像研究与医学应用，2019，（13）：238-239.

［39］ 李素敏.超声在子宫肌瘤及子宫腺肌瘤的诊断及鉴别诊断价值分析［J］.现代医用影像学，
2017，26（05）：1430-1431.

［40］ 邓姗，田秦杰.子宫发育异常合并不孕症的诊治策略［J］.中国实用妇科与产科杂志，
2020，36（6）：519-523. DOI：10. 19538/j. fk2020060111.

［41］ 肖菊花，罗烨，易迎春.三维超声成像对先天性子宫发育异常的诊断价值［J］.实用临床
医学，2023，24（1）：59-62. 2023. 01. 017.

［42］ 刘炜娟，石太芬，贾爱红.经阴道及腹部超声在先天性子宫发育异常诊断中的临床价值
［J］.当代医学，2019，25（35）：102-104. 1009-4393. 2019. 35. 039.

［43］ 蔡兴苑，卢丹，张建萍，等.女性生殖器官发育异常433例临床分析［J］.实用妇产科杂志，

2011，27（10）：745-748. 1003-6946. 2011. 10. 011.

[44] 郭玲，郭社珂. 实时三维彩超对幼稚子宫临床诊断的价值分析 [J]. 中国医学工程，2012，20（12）：53+55.

[45] 陈晨，谢馥香，方少兵. 经阴道三维成像技术诊断子宫发育异常的临床价值 [J]. 中国优生与遗传杂志，2017，25（05）：104-105+108. 2017. 05. 046.

[46] 林琪，王慧芳，卢峻，等. 单角子宫和残角子宫的超声诊断及漏误诊分析 [J]. 中国超声医学杂志，2010，26（7）：648-650. 1002-0101. 2010. 07. 021.

[47] 高凤云，吴青青，李晓菲，等. 三维超声对单角子宫分型诊断的价值探讨 [C]. 2014：452-452.

[48] 兰加寿. 双子宫及纵隔子宫超声的诊断分析 [J]. 中国卫生标准管理，2016，7（24）：158-160. 1674-9316. 2016. 24. 093.

[49] 张白云，吴思，赵行平，等. 纵隔子宫的诊断 [J]. 中南大学学报：医学版，2022，47（11）：1479-1486. 1672-7347. 2022. 220507.

[50] 高丽，夏恩兰. 纵隔子宫的病因及诊治 [J]. 国际妇产科学杂志，2021，48（5）：588-591. DOI：10. 12280/gjfckx. 20201206.

[51] 潘裕，龚亚飞，刘韬，等. 子宫畸形超声诊断多模式教学要点探讨 [J]. 卫生职业教育，2020，38（14）：81-82.

[52] 申立华. 经腹部超声常规扫查法检查子宫肌瘤的诊断价值 [J]. 黑龙江医药科学，2016，39（01）：119-120.

[53] 李星梅. 超声在子宫肌瘤诊断及鉴别诊断中的特征性表现及其应用价值 [J]. 实用妇科内分泌电子杂志，2015，2（12）：2095-8803.

[54] 刘琳. 子宫腺肌症的超声诊断 [J]. 当代医学，2012，18（35）：50-51.

[55] 陈敬忠. 妇科肿瘤的超声诊断 [J]. 中国当代医药，2011，18（17）：43-44.

[56] 杨林根. 子宫肌瘤的超声诊断 [J]. 中国实用医药，2010，5（29）：53-54.

[57] 鲁红. 先天性子宫畸形临床表现与超声诊断 [J]. 浙江医学，2021，43（03）：233-237.

[58] 向正兰，孙会凤. 经阴道超声诊断子宫内膜息肉的价值 [J]. 世界最新医学信息文摘，2019，19（84）：242-243，1671-3141.

[59] 门晓亮，赵雪，李丹凤，等. 阴道超声、宫腔镜诊断子宫内膜息肉与病理符合率的探讨 [J]. 实用妇科内分泌电子杂志，2019，6（12）：3-4+140.

[60] 荣亚洲. 经阴道超声检查在子宫内膜息肉样病变诊断中的价值 [J]. 实用妇科内分泌杂志：电子版，2018，5（35）：52-53.

[61] 金海艳，雷建明，陈丽丹，等. 经阴道彩色多普勒超声在宫颈疾病中的应用价值 [J]. 中国超声诊断杂志，2006，（06）：467-468.

[62] 张淑美，李香. 超声在妇科检查中的应用价值 [J]. 影像技术，2014，26（03）：33-34.

[63] 马少增，符小春，彭旭. 子宫内膜癌患者超声血流参数与肿瘤病理分期及预后的相关性 [J]. 实用癌症杂志，2022，37（02）：334-337.

［64］李欣欣，王丽旻，刘彧.超声、CT和MRI术前诊断子宫内膜癌分期的价值观察［J］.中国CT和MRI杂志，2022，20（02）：121-123.

［65］白茹娇.超声检查在子宫内膜癌诊断中的应用研究进展［J］.中国实用乡村医生杂志，2020，27（05）：31-33.

［66］薛千素，郑沾兵，邓极燃，等.超声及CT在子宫内膜癌术前分期诊断中的价值［J］.中国CT和MRI杂志，2019，17（02）：72-74.

［67］白健，李汶珊.子宫内膜癌声像图和血流特征与病理关系的研究［J］.医学综述，2016，22（08）：1582-1585.

［68］洪秋慧，周留林.子宫内膜癌术前影像学评估的研究进展［J］.现代肿瘤医学，2016，24（07）：1143-1146.

［69］赵丽玲.超声检查在子宫内膜癌筛查中的作用［J］.实用临床医学，2013，14（12）：64-66+160.

［70］阮坚，潘永寿.子宫内膜癌超声诊断现状及新进展［J］.中国临床研究，2013，26（01）：86-88.

［71］刘真真.超声造影在妇科疾病诊断中的应用研究［D］.中国协和医科大学，2008.

［72］常颖，廖熠，卢保华.近年来使用阴道超声诊断子宫内膜癌的成果［J］.实用医技杂志，2007，（21）：2908-2910.

［73］贺立新，王丽岩.子宫内膜增生性病变与子宫内膜癌的超声诊断价值［J］.内蒙古医学杂志，2004，（11）：890-893.

［74］丛新丽，刘学静，马玉香.彩色多普勒超声诊断子宫内膜增生症的价值［J］.中国医学影像技术，2001，（08）：774-775.

［75］王艳朋，司彩凤，闫艳，等.经阴道彩色多普勒超声用于诊断宫颈癌中的价值［J］.中国性科学，2019，28（01）：50-53.

［76］周晖，刘昀昀，罗铭，等.《2023 NCCN子宫颈癌临床实践指南（第1版）》解读［J］.中国实用妇科与产科杂志，2023，39（2）：189-196.

［77］周飞，何江耀，夏丽丽，等.HBV与HPV对宫颈上皮内病变及宫颈癌影响［J］.中国实验诊断学，2023，27（5）：542-545.

［78］朱艺玲，吴淑珠，唐莉.经腹与经阴道彩色多普勒超声对宫颈肿物诊断的比较分析［J］.广东医学院学报，2011，29（04）：447-448.

［79］陈敬忠.妇科肿瘤的超声诊断［J］.中国当代医药，2011，18（17）：43-44.

［80］谢传文.超声诊断宫颈疾病的临床意义［J］.中国当代医药，2010，17（14）：140-141.

［81］程小穗，蔡艳，叶永红.彩色多普勒超声对诊断宫颈癌的价值［J］.国际医药卫生导报，2005（17）：92-93.

［82］侯甫晓，岳学文.子宫颈癌超声检查的价值［J］.中国超声诊断杂志，2003（07）：544-545.

［83］陈霞，陈智毅.经阴道彩色多普勒超声预测卵巢储备功能的应用［J］.影像诊断与介入放

射学，2016，25（05）：419-422.

[84] 陈霞，陈智毅，王伟群. Gn启动日经阴道彩色多普勒超声对卵巢反应性的预测价值［J］.
热带医学杂志，2016，16（08）：1016-1019.

[85] Chen X，Liang X W，Fang J H，et al. A study of follicular development and oocyte maturity
predicted by transvaginal ultrasound on the day of human chorionic gonadotropin injection［J］.
中华医学杂志：英文版，2021，134（6）：3. DOI：10. 1097/CM9. 0000000000001341.

[86] Zondervan K T，Becker C M，Koga K，et al. Endometriosis［J］. Nature reviews Disease
primers，2018，4（1）：9. doi：10. 1038/s41572-018-0008-5. PMID：30026507.

[87] Wong M，Amin T，Thanatsis N，et al. Efficacy of transrectal ultrasound in assessing
endometrium of postmenopausal women with axial uterus［J］. Ultrasound in obstetrics &
gynecology：the official journal of the International Society of Ultrasound in Obstetrics and
Gynecology，2022，60（3）：414-9. doi：10. 1002/uog. 24835. Epub 2022 Aug 10. PMID：
34919769.

[88] Heremans R，Van Den Bosch T，Valentin L，et al. Ultrasound features of endometrial
pathology in women without abnormal uterine bleeding：results from the International
Endometrial Tumor Analysis study（IETA3）［J］. Ultrasound in obstetrics & gynecology：the
official journal of the International Society of Ultrasound in Obstetrics and Gynecology，2022，
60（2）：243-55. doi：10. 1002/uog. 24910. PMID：35385178.

[89] Van Den Bosch T，Verbakel J Y，Valentin L，et al. Typical ultrasound features of various
endometrial pathologies described using International Endometrial Tumor Analysis（IETA）
terminology in women with abnormal uterine bleeding［J］. Ultrasound in obstetrics &
gynecology：the official journal of the International Society of Ultrasound in Obstetrics and
Gynecology，2021，57（1）：164-72. doi：10. 1002/uog. 22109. PMID：32484286.

[90] Nieuwenhuis L L，Hermans F J，Bij De Vaate A J M，et al. Three-dimensional saline infusion
sonography compared to two-dimensional saline infusion sonography for the diagnosis of focal
intracavitary lesions［J］. The Cochrane database of systematic reviews，2017，5（5）：
Cd011126. doi：10. 1002/14651858. CD011126. pub2. PMID：28472862；

[91] 陈蓓丽，曹云霞. 卵巢早衰的诊断和处理［J］. 中国实用妇科与产科杂志，2015，31（08）：
703-706.

[92] 卢珊珊，沈丹华. 第5版WHO女性生殖器官肿瘤分类的更新及解读［J］. 中华妇产科杂志，
2021，56（8）：588-592.

[93] Abdullahi Idle S，Hayes K，Ross JA. Ultrasound features of immature ovarian teratomas：
Case series and review of literature. Ultrasound，2020，28（2）：82-90. doi：10.
1177/1742271X19895538. Epub 2020 Feb 11. PMID：32528544.

[94] 中国医师协会超声医师分会妇产学组. 妇科超声造影临床应用指南［J］. 中华医学超声杂
志：电子版，2015（2）：94-98.

［95］ 齐振红，姜玉新，谭莉，等.卵巢纤维瘤的超声诊断［J］.中国医学影像技术，2004，20（9）：1410-1412.

［96］ 道图娅.卵巢纤维瘤超声误诊为子宫肌瘤一例［J］.中华医学超声杂志：电子版，2012，9（3）：282.

［97］ 白峻虎，张永海，汪静静，等.卵巢非上皮性肿瘤的影像诊断与病理对照研究［J］.实用放射学杂志，2017，33（9）：1394-1396.

［98］ 丁亮，杨杰.卵巢纤维瘤与纤维卵泡膜细胞瘤的影像表现及与病理对照分析［J］.实用放射学杂志，2018，34（11）：1738-1741.

［99］ Chen Q，Sun L，Huang J，Huang F，et al. Three-dimensional transvaginal ultrasonography in the evaluation of diminished ovarian reserve and premature ovarian failure. Pak J Med Sci，2023，39（3）：747-751. doi：10. 12669/pjms. 39. 3. 7372. PMID：37250583；

［100］ 陈福健，刘学良，刘欣.卵巢型子宫内膜异位症恶变危险因素初步分析［J］.中华肿瘤防治杂志，2023，30（07）：419-423. DOI：10. 16073/j. cnki. cjcpt. 2023. 07. 07.

［101］ Králíčková M，Laganà AS，Ghezzi F，et al. Endometriosis and risk of ovarian cancer：what do we know? Arch Gynecol Obstet，2020，301（1）：1-10. doi：10. 1007/s00404-019-05358-8. Epub 2019 Nov 19. PMID：31745637.

［102］ Leenen S，Hermens M，de Vos van Steenwijk PJ，et al. Immunologic factors involved in the malignant transformation of endometriosis to endometriosis-associated ovarian carcinoma. Cancer Immunol Immunother，2021，70（7）：1821-1829. doi：10. 1007/s00262-020-02831-1. Epub 2021 Jan 7. PMID：33411080.

［103］ Murakami K，Kotani Y，Shiro R，et al. Endometriosis-associated ovarian cancer occurs early during follow-up of endometrial cysts. Int J Clin Oncol，2020，25（1）：51-58. doi：10. 1007/s10147-019-01536-5. Epub 2019 Aug 31. PMID：31473885.

［104］ 田秦杰，吴洁，徐丛剑，等.多囊卵巢综合征相关不孕治疗及生育保护共识［J］.生殖医学杂志，2020，29（07）：843-851.

［105］ 陶弢，王丽华.多囊卵巢综合征诊治内分泌专家共识［J］.中华内分泌代谢杂志，2018，34（01）：1-7.

［106］ Ovarian Stimulation TEGGO，Bosch E，Broer S，et al. ESHRE guideline：ovarian stimulation for IVF/ICSI†. Hum Reprod Open，2020，2020（2）：hoaa009. doi：10. 1093/hropen/hoaa009. Erratum in：Hum Reprod Open. 2020 Dec 29；2020（4）：hoaa067. PMID：32395637；

［107］ Feferkorn I，Ata B，Esteves SC，et al. The HERA（Hyper-response Risk Assessment）Delphi consensus definition of hyper-responders for in-vitro fertilization. J Assist Reprod Genet，2023，40（5）：1071-1081. doi：10. 1007/s10815-023-02757-4. Epub 2023 Mar 18. PMID：36933094；

［108］ Tan Z，Gong X，Wang CC，et al. Diminished Ovarian Reserve in Endometriosis：Insights from In Vitro，In Vivo，and Human Studies-A Systematic Review. Int J Mol Sci，2023，24（21）：15967. doi： 10. 3390/ijms242115967. PMID： 37958954；

[109] Wang Y，Nicholes K，Shih IM. The Origin and Pathogenesis of Endometriosis. Annu Rev Pathol，2020，15：71-95. doi：10. 1146/annurev-pathmechdis-012419-032654. Epub 2019 Sep 3. PMID： 31479615；

[110] Powell SG，Sharma P，Masterson S，et al. Vascularisation in Deep Endometriosis： A Systematic Review with Narrative Outcomes. Cells，2023，12（9）：1318. doi： 10. 3390/cells12091318. PMID： 37174718；

[111] Rossini LG，Ribeiro PA，Rodrigues FC，et al. Transrectal ultrasound -Techniques and outcomes in the management of intestinal endometriosis. Endosc Ultrasound，2012，1（1）：23-35. doi： 10. 7178/eus. 01. 005. PMID： 24949332；

[112] 田文艳，张慧英，全佳丽，等. 子宫内膜息肉诊治中国专家共识（2022年版）［J］. 中国实用妇科与产科杂志，2022，38（08）：809-813. DOI： 10. 19538/j. fk2022080112.

[113] 张颐，张师前，邓雷，等. 输卵管积水相关不孕症诊治中国专家共识（2023年版）［J］. 中国实用妇科与产科杂志，2023，39（10）：1009-1016. DOI： 10. 19538/j. fk2023100111.

[114] 子宫肌瘤的诊治中国专家共识专家组. 子宫肌瘤的诊治中国专家共识[J]. 中华妇产科杂志，2017，52（12）793-800. DOI： 10. 3760/cma. j. issn. 0529-567x. 2017. 12. 001